AF296220

ETUDE

SUR LES

TUMEURS MALIGNES

DE L'ENFANCE

PAR

Marie-Charles-Bernard LE VAILLANT,

Docteur en médecine de la Faculté de Paris.
Préparateur du cours d'hygiène de la Faculté de médecine de Paris.
Externe des hôpitaux (médaille de bronze).

PARIS

A. PARENT, IMPRIMEUR DE LA FACULTÉ DE MÉDECINE
31, RUE MONSIEUR-LE-PRINCE, 31

1881

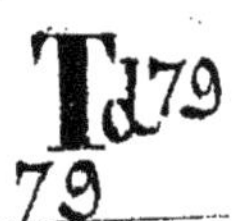

ETUDE

SUR LES

TUMEURS MALIGNES

DE L'ENFANCE

PAR

Marie-Charles-Bernard LE VAILLANT,

Docteur en médecine de la Faculté de Paris.
Préparateur du cours d'hygiène de la Faculté de médecine de Paris.
Externe des hôpitaux (médaille de bronze).

PARIS

A. PARENT, IMPRIMEUR DE LA FACULTÉ DE MÉDECINE
31, RUE MONSIEUR- LE-PRINCE, 31

—

1881

ÉTUDE

SUR LES

TUMEURS MALIGNES

DE L'ENFANCE

INTRODUCTION.

On sait depuis un certain nombre d'années que l'enfant n'offre pas à étudier des affections spéciales à lui-même. Il souffre des mêmes maladies que l'adulte et le vieillard, et, s'il est besoin de faire une pathologie infantile, les faits à noter ne porteront que sur des détails.

La preuve en est aisée : prenons l'asthme et la chorée, deux affections soi-disant spéciales à un certain âge de la vie. La première est une maladie de l'adulte et du vieillard ; l'enfant en est préservé. Telle était du moins l'opinion la plus généralement répandue jusqu'au jour où Trousseau cita des cas réels d'asthme chez l'enfant. Un des sujets des observations du clinicien de l'Hôtel Dieu vit encore et nous avons retrouvé, durant notre séjour aux Incurables, ce malade asthmatique depuis l'âge de douze ans, parvenu à la cinquantaine, et souffrant toujours des mêmes accès.

Nous venons de montrer une affection de l'adulte et du vieillard s'attaquant à l'enfant, il nous reste à rechercher une maladie du premier âge s'établissant chez le vieillard : nous avons nommé la chorée. A notre époque les observations de chorée sont nombreuses dans la dernière portion de la vie ; qu'il nous suffise de rappeler les cas les plus récents : trois appartiennent à G. Sée ; Corte en cite un cas à soixante ans ; Powel et Maton deux cas à soixante-dix ans. Enfin Roger a lu à la Société des hôpitaux la relation de chorée observée par lui, en ville, chez une femme âgée de quatre-vingt-trois ans et deux mois !

Nous ne voulons cependant pas dire que ces deux maladies et bien d'autres entraînent avec elles toujours les mêmes symptômes : suivant l'âge, le tempérament, les conditions physiologiques et une infinité de causes diverses les malades s'éloignent plus ou moins d'un type idéal parfait. Mais les lésions anatomo-pathologiques restent les mêmes, et les plaques de Peyer ulcérées dans la dothiénenterie de l'enfant se font remarquer avec leurs mêmes caractères dans un âge plus avancé.

Aussi en prenant comme sujet de notre thèse certaines « *tumeurs malignes de l'enfance* », ne voulons-nous prou-

ver qu'une fois de plus cette idée émise dès la première
ligne de notre travail :

Il n'y a rien de spécial à l'enfance.

C'est dans le service de M. le Dr Cadet de Gassicourt,
durant notre dernière année d'externat, que nous avons
trouvé les documents utiles à notre travail ; ce sont les
conseils éclairés de notre maître qui nous ont guidé,
qu'il veuille bien accepter toute notre reconnaissance
et tous nos regrets si cet ouvrage ne se trouve pas à la
hauteur de son mérite.

DIVISION DU SUJET.

Longtemps nous avons cherché une division à notre
sujet. Nous étions d'abord décidé à admettre et à suivre
la division de M. le Dr Duzan, dans sa thèse inaugurale
de 1876, en faisant comme lui le cancer par organe ;
mais nous avons été bientôt obligé de laisser de côté
cette division assez simple au premier abord, par la raison que M. Duzan intitulant sa thèse : Du cancer chez
les enfants, laissait dans l'ombre toute l'anatomie
pathologique, et désignait sous ce nom cancer une foule
d'affections qui s'en éloignaient considérablement. En
outre, si nous avions traité nos tumeurs par organe,
nous serions arrivé fatalement à nous répéter, puisque
les tumeurs malignes, de quelque nature qu'elles soient,
s'attaquent indifféremment à n'importe quel organe,
sans préférence pour l'un ou pour l'autre.

Il nous a donc semblé plus sage d'admettre la division suivante :

1° Une définition du sujet, un aperçu sur l'historique.

2° Un chapitre d'anatomie pathologique générale où nous montrerons les tumeurs le plus fréquemment observées chez l'enfant, leurs caractères, leurs variétés, leur raison d'être au point de vue anatomique.

3° Un chapitre de statistique pour établir quels organes sont pris le plus souvent, et par quelles tumeurs.

4° Un chapitre de symptomatologie dont nous ferons découler le diagnostic.

5° L'âge, l'hérédité, la durée, la terminaison des tumeurs malignes.

6° Le traitement.

7° Toutes les observations qui n'auront pas été introduites dans le texte même.

8° Les conclusions.

CHAPITRE PREMIER.

DÉFINITION DU SUJET.

Dans l'historique nous avons noté au passage une discussion mémorable de l'Académie de médecine, discussion dans laquelle Velpeau semble apporter le premier ne note juste ; il demande à ne plus faire de distinction entre le cancer, le sarcome, le myxome, le cancroïde, etc., il veut s'appuyer seulement sur les faits cliniques, et il termine en donnant le nom de tumeurs malignes à toutes ces affections mal définies auparavant qui finissent toutes par l'envahissement et la mort.

Il nous a paru juste de nous ranger à l'idée de ce grand chirurgien et pour donner une définition à notre travail, ne pourrions-nous pas dire que les tumeurs malignes sont caractérisées *anatomiquement, par l'altération, l'hypergénèse de quelques éléments anatomiques nôrmaux, et cliniquement par des tumeurs qui tendent à ulcérer quand elles sont superficielles, à envahir, à détruire les parties voisines, à se reproduire quand elles sont enlevées, sur place où à distance, enfin à produire des tumeurs semblables dans les différents points de l'économie.*

De cette définition qui paraît un peu longue, mais dans laquelle nous nous sommes efforcé de faire rentrer tous les caractères attribués aux tumeurs malignes, découlera notre travail. Nous nous efforcerons de ne donner des conclusions qu'aux faits réels admis par la clinique et contrôlés par le microscope.

HISTORIQUE

S'il fallait faire un chapitre spécial sur l'historique des tumeurs malignes de l'enfance, il n'y aurait rien à dire ou presque rien, puisque, jusqu'en 1876, aucun travail, aucune monographie n'a paru sur ce sujet. Tout se bornerait à relater les observations publiées de temps à autre, sans intérêt scientifique autre que la rareté du fait, et cela est tellement vrai que les points les plus importants, tels que la recherche des antécédents, la durée de la maladie, les phénomènes notés pendant la vie font défaut, et qu'on doit se contenter d'un examen anatomo-pathologique, d'une simple présentation de pièces, toutes choses qui n'offrent d'intérêt qu'au savant, et laissent indifférent le clinicien consciencieux.

Mais l'historique de cette question touche de si près l'historique du cancer en général qu'il nous a paru utile de rappeler en peu de mots les idées du temps passé et les conclusions de notre époque, nous arrêtant aux points où l'on semble s'être occupé un peu du cancer chez l'enfant.

Avant notre siècle tout était chaos et confusion ? La gangrène, le sphacèle rentraient directement dans le cancer, et voici la définition la plus généralement admise: le cancer est primitivement squirrheux, il ne devient cancer confirmé qu'après l'ulcération. Cette idée venue d'Hippocrate prévalait encore au moment ou Laënnec en 1804 s'exprima ainsi : Les tissus accidentels se divisent en deux sections naturelles : dans la première se rangent les tissus accidentels qui ont des analogues parmi les tissus naturels de l'économie animale ; dans la deuxième, ceux qui n'en ont pas.

C'est là le point de départ de la division des tissus en homologues et hétérologues. De sa définition Laënnec tirait cette classification des tissus malades: 1° le tubercule, 2° le squirrhe, 3° l'encéphaloïde, 4° la mélanose ;

deux de ces choses rentraient dans le cancer. Il admettait en outre que les tumeurs étaient comme des masses parasitaires ayant leur individualité propre et se développant par elles-mêmes comme un être distinct.

On peut dire qu'à partir de ces travaux le cancer entra dans une voie nouvelle de recherches conscencieuces ; Bérard quelques années après Laënnec disait : « le cancer est constitué par le développement et l'évolution de deux tissus accidentels sans analogue dans l'économie : le tissu squirrheux, et le tissu encéphaloïde.

En 1827 un pas nouveau se fait en avant ; Cruveilhier découvre le suc cancéreux et ses propriétés sur lesquelles il s'appesantit très longuement. Mais le suc cancéreux ne pouvait expliquer le liquide noir du cancer mélanique, et l'on admit alors deux autres formes de cancers : le cancer mélanique et le cancer colloïde.

Dix années se passent et en Allemagne J. Müller, de Berlin, fait la première étude anatomo-pathologique sérieuse sur le cancer ; ses études excitent les discussions en France, les uns combattant pour la cellule cancéreuse, seul élément constitutif, les autres recherchant d'autres caractères, jusqu'au moment où Lebert, en publiant son traité des affections cancéreuses, semble apporter le dernier argument à cette longue polémique. Lebert admettait que le noyau cancéreux et la cellule cancéreuse n'avaient pas d'analogue dans l'économie (hétéromorphie), et que les autres tumers malignes avaient des éléments connus de l'économie (homœomorphie).

Mais en 1854, en voyant que les tumeurs à cellules homœomorphes amenaient les mêmes dangers que les tumeurs hétéromorphes, que les ganglions étaient pris (cancroïdes, tumeurs fibro-plastiques), une discussion s'élève à l'Académie, et Velpeau prenant en considération non la structure intime des tissus, mais leurs propriétés, se basant sur la clinique, considère le mot cancer comme synonyme de tumeur maligne. C'est là l'entrée, dans la classe des cancers, des ostéo-sarcomes, des tumeurs fibro-plastiques, des cancroïdes etc.

Dès lors les tumeurs malignes étaient connues puisqu'elles ne reposaient plus que sur la clinique.

Ce fut seulement en ces dernières années que les idées furent fixées d'une façon absolue sur la composition des des tumeurs malignes. Robin en France, Virchow en Allemagne, pour ne citer que les plus illustres, ont été les deux plus grands propagateurs des idées actuelles : Cornil et Ranvier ont classiquement décrit tous les faits, et nous aurons dans le cours de ce travail plus d'une fois besoin d'emprunter leurs idées.

II

ANATOMIE PATHOLOGIQUE GÉNÉRALE.

En adoptant la définition la plus généralement admise nous apprenons que *les sarcomes sont des tumeurs constituées par du tissu embryonnaire pur ou subissant une des premières modifications qu'il présente pour devenir tissu adulte.* Ne découle-t-il pas tout naturellement de cette définition que plus on se rapprochera de la vie intra-utérine, plus on aura de chance d'étudier ces affections. La logique nous l'indique, et les faits viennent appuyer et contrôler ce que la raison avait admis ; *le sarcome est donc la principale tumeur maligne de l'enfance.* C'est là le premier fait important à signaler.

Mais le sarcome admet une infinité de variétés, et il faudra les noter une à une, au passage. Expliquons d'abord ce que nous entendons par sarcome en général. C'est une tumeur dont le nom varie avec les auteurs et avec les pays : pour J. Müller, de Berlin, c'est la tumeur fibreuse albuminoïde ; pour Lebert c'est la tumeur fibroplastique ; pour Paget c'est le recurring fibroïd ; pour Robin c'est la tumeur à médulocelles et à myétoplaxes, pour Virchow enfin c'est le glyome et le psammome.

Qu'il prenne tel ou tel nom le sarcome reste ce que nous l'avons défini à la première ligne de ce chapitre ; il a son type à l'état physiologique et on peut lui trouver un analogue dans un état pathologique particulier, l'inflammation. « Ainsi, dans les bourgeons charnus développés aux dépens du tissu conjonctif et marchant vers la guérison, on rencontre toutes les phases embryonnaires du tissu conjonctif ; certains sarcomes ont une structure semblable. En outre, si le tissu inflammatoire provient de la moelle osseuse, il montre, en s'organisant en bourgeons charnus, des cellules identiques avec celles de la moelle des os, et souvent des travées osseuses en voie de développement. Des formes identiques se présentent dans le tissu de certaines tumeurs sarcomateuses.

« Les seules différences qu'il nous soit donné d'obser-
ver entre le sarcome et le tissu inflammatoire, c'est qu'on
peut saisir une origine et une fin différente dans les deux
cas. Lorsque le tissu inflammatoire a pour origine une
plaie ou une maladie chronique des os, ou des articulations, sa fin sera l'élimination, ou sa constitution à l'é-
tat de tissu normal permanent, une guérison en un
mot, tandis que le sarcome continuera à croître indéfi-
niment. » Cornil et Ranvier.

Les cellules sarcomateuses sont tantôt irrégulières,
tantôt sphériques, tantôt plates et amincies. Vues de
face elles paraissent plissées et retournées comme un
mouchoir qui serait relevé par un coin. (Cornil et
Ranvier).

Leurs dimensions varient de 5 μ à 6 μ jusqu'à 50 μ.

Elles possèdent plusieurs noyaux ovoïdes nageant
dans une substance légèrement grenue. Du reste ces
cellules sont si variées de forme et de dimension, elles
sont si peu caractéristiques par elles-mêmes qu'on ne
peut faire le diagnostic anatomique de ces tumeurs par
le raclage, et qu'il faudra chercher ailleurs des caractères essentiels. Somme toute, le sarcome présente une
véritable organisation embryonnaire.

Des vaisseaux sanguins, sans disposition régulière,
rampent sur la tumeur et dans les interstices ; on peut
les suivre jusqu'aux cellules. C'est ce qui donne à ces
néoplasmes une tendance si marquée aux hémorrhagies
rapides et répétées, aux formations d'hématomes, et de
kystes au milieu des foyers.

Tels sont, en résumé, les caractères principaux attribués aux sarcomes; ils changent par des détails dans les différentes variétés; (encéphaloïde, sarcome fasciculé, sarcome myéloïde, sarcome ossifiant, sarcome névroglique, myxome que nous ferons rentrer dans notre classification).

De toutes ces variétés, quelle est celle qui s'attaque le plus souvent au premier âge de la vie?

C'est le sarcome encéphaloïde, et pour expliquer ce phénomène nous avons une grande preuve anatomique que Virchow a formulée à peu près en ces termes : « la malignité est d'autant plus grande dans les sarcomes qu'ils sont plus riches en cellules, et surtout en petites cellules. Ces formes, ajoute-t-il, sont généralement plus molles, plus fluctuantes ; elles s'ulcèrent et saignent facilement. » Or, ces tumeurs riches en petites cellules sont celles qui se rapprochent le plus de l'état embryonnaire : les mots, fréquence et gravité, peuvent donc être confondus dans le cas particulier.

Nous avons réuni quelques observations de sarcome encéphaloïde ; l'une de ces observations que nous avons eu sous les yeux, dans le service de M. Cadet de Gassicourt sera pour nous le sujet d'une étude plus approfondie quand nous arriverons à discuter les symptômes.

Après le sarcome encéphaloïde, celui qui parait le moins rare est l'ostéo-sarcome, peut-être même serait-il plus fréquent que l'encéphaloïde si nous prolongions notre champ d'investigation jusqu'à la vingtième année. Mais nous nous sommes donné pour but de nepas dépasser l'âge de quinze ans, et jusqu'à cette limite nous sommes arrivé à placer en seconde ligne l'ostéo-sarcome, cancer ostéoïde, et le cancer ossifiant.

Nous plaçons aussitôt après les sarcomes, une tumeur vraiment infantile, c'est le myxome : cette tumeur d'origine muqueuse, n'était-elle pas bien à sa place au premier âge de la vie, si l'on considère que le tissu muqueux est la première phase de développement du tissu fibreux et du tissu adipeux.

Les myxomes sont des tumeurs gélatiniformes, tremblotantes, parcourues par des vaisseaux faciles à voir et à isoler ; en les raclant on obtient un liquide semblable à une solution de gomme arabique, mais ne contenant pas de suc laiteux. Les vaisseaux y sont nombreux et finement anastomosés. La gravité de ces néoplasmes est beaucoup moindre que celle du sarcome à petites cellules.

Après les myxomes, il nous resterait à parler des gliomes ; mais nous n'avons pu réunir aucune observation, si ce n'est des faits nombreux sur les gliomes de la rétine. Or, comme nous ne voulons pas traiter les tumeurs malignes de l'œil, nous laissons de côté ces tumeurs, si intéressantes qu'elles puissent être dans leur étude, et nous arrivons directement à la tumeur cancéreuse, proprement dite, *au carcinome.*

Sur les 27 observations que nous présentons, un certain nombre porte en titre, cancer ostéoïde, cancer médullaire, cancer encéphaloïde, sans que cependant on ait été autorisé à leur laisser cette dénomination ; car à la lecture des faits rapportés on est plutôt tenté de leur attribuer le nom de sarcome que le nom de cancer.

Ce sont bien réellement des tumeurs malignes à récidive et mortelles, mais leur caractère histologique n'a pas été cherché, soit par négligence, soit que les faits cliniques aient seuls attiré l'attention de l'observateur. Aussi ne discuterons-nous que trois observations. La première, la plus éloignée de notre époque, date de 1841 ; elle a été publiée dans « Monthly Journal of medical Science », par Thomas Williamson ; qu'il nous suffise de rappeler l'autopsie pour montrer que, si on avait bien affaire à une tumeur maligne, du moins on ne peut affirmer le diagnostic, *cancer*. « A l'autopsie les intestins furent trouvés rétrécis et vides, les autres organes viscéraux étaient sains. (L'enfant avait cinq semaines.) L'estomac seul était induré et épaissi dans l'extrémité pylorique. En enlevant l'estomac, on trouva que l'extrémité pylorique était rétréci au point a'admetter à peine un petit stylet d'argent, ce qui était peut-être dû en partie à ce qu'il était rempli de lait coagulé. En coupant l'orifice pylorique, on vit très nettement que les tissus qui entraient dans la composition des parois de l'estomac avaient perdu leur apparence normale. La couche muqueuse était un peu épaissie ; on distinguait à peine la tunique moyenne et musculeuse. Le tissu cellulaire sous-muqueux était hypertrophié et induré, si bien qu'il semblait être le seul tissu subsistant entre les couches muqueuse et péritonéale. Des bandes blanches transversales s'étendaient de la couche sous-péritonéale au tissu musculaire sous-muqueux à travers ce qui constituait primitivement la couche musculaire. » Est-il permis d'affirmer après cette observation qui est

cependant intitulée, « *case of scirrhus of the stomach,* »
que l'on ait à étudier un vrai squirrhe de l'estomac ; on
est bien en face d'une tumeur maligne, mais c'est tout.

Nous donnons un second exemple de cancer squirrheux qui n'est pas plus probant que le précédent.

Obs. I. — Dégénérescence squirrheuse du pavillon de l'oreille (Kramer.
Traité des maladies de l'oreille, 1848. — Thèse de Lafargue, 1872).

Un jeune paysan, affecté de la teigne, éprouva vers l'âge de 8 ans
une démangeaison à l'oreille droite parce que la peau de cet organe
avait été envahie par la maladie du cuir chevelu. Par suite de gratte-
ments répétés, la peau du pavillon s'ulcéra, s'épaissit et acquit un
volume considérable. Le jeune garçon était robuste. L'oreille rouge et
gonflée resta dans cet état pendant plusieurs années. Vers l'âge de 15 ans,
le mal fit de nouveaux progrès, et à 20 ans le pavillon tout entier
n'offrait plus qu'une masse informe parsemée de tubercules à tous les
degrés de développement. Il y avait de la suppuration vers la partie
supérieure et antérieure à l'anthélix. Le Dr Fischer enleva l'oreille
entière avec le bistouri et la plaie qui résulta de cette ablation fut
guérie au bout de six semaines ; ce chirurgien ne dit rien de l'influence
que l'opération dut avoir sur l'ouïe.

Il ne faudrait pas conclure des deux observations pré-
cédentes que le cancer vrai n'existe pas chez l'enfant.
Nous sommes au contraire absolument persuadé qu'on
le voit, et nous avons, pour appuyer notre dire, un fait
récent, qui sera publié probablement dans quelque
temps. Il s'agit d'un cancer des parties molles de la face,
chez un enfant créole, de 10 à 12 ans ; il fut opéré par
le professeur Verneuil et l'examen histologique fait par
son interne, M. Bruchet, de qui nous tenons l'observa-

tion. Mais jusqu'à ce jour c'est le seul cas concluant que nous puissions donner.

Nous avons été plus heureux pour l'épithélioma, et dans l'observation dont nous relevons l'autopsie, il n'y a pas un seul doute à élever. C'est encore aux savants anglais que nous l'empruntons. « Au 45e meeting de la British medical Association, à Manchester, le 10 août 1877, M. Cullingworth présente l'estomac d'un enfant mort d'un cancer du pylore à l'âge de 5 semaines. A l'autopsie, l'estomac dilaté et hypertrophié occupait la cavité abdominale presque tout entière ; la moitié droite ou pylorique était le siège d'une hypertrophie plus considérable que dans les autres points. La paroi même mesurait un tiers de pouce en épaisseur. Une petite tumeur pyriforme, de 1 pouce de longueur, s'élevait de la surface interne du bord inférieur du pylore ; elle était ramollie et ulcérée au centre, et obstruant complètement l'orifice pylorique. Les intestins étaient diminués de volume et vides. Le Dr Dreschfeld *a examiné la pièce au microscope et il a rapporté que la tumeur était un épithélioma à cellules cylindriques.*

Tel est au point de vue anatomo-pathologique l'état de science à notre époque. Toutes les tumeurs malignes sont désormais connues au point de vue histologique, mais les travaux sont trop récents pour que l'on puisse affirmer d'une manière certaine à quelle tumeur on a eu affaire. Il faut travailler sur de nouveaux faits et dans quelques années, quand on aura réuni un grand nombre d'observations, on se prononcera plus sûrement sur les tumeurs malignes de l'enfance.

Le Vaillant.

2

Quoi qu'il en soit, nous allons résumer tout ce chapitre d'anatomie pathologique générale, en classant, d'après nos recherches, les tumeurs dans l'ordre de leur fréquence.

1° Le *sarcome*, et dans le genre, nous mettrons en première ligne : α le sarcome à petites cellules, ou sarcome encéphaloïde ; 6, le sarcome des os, ou ostéo-sarcome qui devient moins rare après la quinzième année.

2° Le *myxome* dont la fréquence, ainsi que celle du sarcome, s'explique par l'étude histologique des tissus.

3° Le *carcinome*, que nous n'avons pas trouvé une seule fois d'une façon probante, mais qui doit exister réellement chez l'enfant.

4° L'*épithélioma*.

CHAPITRE III

STATISTIQUE.

Il est intéressant après ce long chapitre d'anatomie pathologique générale de rechercher spécialement à quel organe chaque tumeur s'attaque plus particulièrement. Voulant toujours marcher d'un pas assuré dans l'étude que nous avons entreprise des tumeurs malignes de l'enfance, notre travail ne portera que sur un petit nombre de cas : sur les observations que nous publions. Elles sont au nombre de 27 et voici comme

Sarcome encéphal. Sarcome mélanique.	Rein	9 cas.
	Bourses	1 —
	Cuisse	1 —
	Ovaire	2 —
	Testicule	1 —
	Généralisation	1 —
Ostéo-sarcome. Sarcome périostique. Cancer ostéoïde.	Fémur	3 cas.
	Bassin	1 —
	Humérus	1 —
	Cavité orbitaire	1 —
Myxome.	Foie Cou Cervelet	1 fois.
Carcinome.	Pavillon de l'oreille	1 fois ?
	Estomac	1 fois ?
Epithélioma.	Estomac.	1 fois.

D'après ce tableau nous retrouvons tout ce que nous avions annoncé dans notre chapitre d'anatomie pathologique. Le sarcome nous offre 15 cas à étudier, pendant que toutes les autres tumeurs réunies ne comptent que 12 observations. Le rein est le plus souvent atteint, viennent ensuite les os, les ovaires, l'estomac, etc. Cependant Virchow admet que les tumeurs qui tendent le plus à la généralisation, et qui se reproduisent le plus souvent, sont : 1° les sarcomes du testicule et des ovaires ; 2° les sarcomes des os ; 3° les sarcomes du médiastin. Cette idée de l'histologiste allemand est peut-être vraie, mais il faudrait pour la mettre tout à fait en lumière et la prouver, que l'histologie et l'étude anatomo-pathologique soient faites consciencieusement dans les observations qui seront publiées à l'avenir.

Si nous ne nous en rapportions qu'au titre et à

l'énoncé des observations qui nous sont passées sous les yeux, nous aurions pu réunir un nombre considérable de faits, et admettre une statistique peut-être plus longue, mais moins probante que la précédente. Du reste voici comment se répartissent par organes les 133 tumeurs malignes que nous avons lues ; nous omettons toujours les tumeurs de l'œil, qui s'élevaient pour leur part à soixante-dix en dehors du nombre admis plus haut.

Rein	51	Foie	5	Fesse	1
Testicule	12	Amydales	2	Pied	1
Prostate	8	Rectum	2	Ganglions	1
Langue	5	Larynx	1	Cœur	1
Os	9	Cuisse	2	Ovaire	1
Périoste	2	Muscles	1	Intestin	1
Abdomen	5	Estomac	3	Périnée	1
Encéphale	7	Tissu cellulaire	1	Bassin	
Poumons et plèvre	1	Péritoine	1	Ombilic	1
Dure-mère	4	Nez	1		
Pancréas	5	Cou	2		

Nous pourrions compléter cette liste par les cas de Lebert : trois sarcomes des os, trois de la moelle épinière, un des reins. Cette énumération de tumeurs malignes, par organe, serait moins fastidieuse si l'on pouvait donner le chiffre exact des cancers de l'adulte et du vieillard, en même temps que celui de l'enfant ; mais c'est là une chose presque impossible, attendu qu'une quantité d'observations n'ont pas été prises.

CHAPITRE IV.

SYMPTOMATOLOGIE.

La symptomatologie des tumeurs malignes de l'enfance est à faire complètement, il faut rechercher, dans les détails souvent écourtés d'une observation qui n'a été prise que dans l'intérêt de l'amphithéâtre, tous les faits qui pourront plus tard guider dans la connaissance de ces affections si terribles. Nous avons eu sous les yeux, nous avons suivi pendant quelques jours, un pauvre petit être mort dans le service de M. Cadet de Gassicourt, et c'est sur lui que nous nous guiderons tout d'abord pour l'étude des tumeurs malignes abdominales.

Obs. II (personnelle). — Sarcome encéphaloïde, probablement primitif du mésentère, s'étant propagé à l'intestin et aux reins (service de M. Cadet de Gassicourt).

Le jeune Sez (Emile), âgé de 5 ans 1|2, est amené à l'hôpital le 17 août 1880.

Ses parents se portent bien.

Il a eu deux frères morts l'un de diphthérie, l'autre de méningite.

Depuis sa naissance il est sujet aux rhumes.

Il y a cinq semaines rougeole ; depuis le ventre a augmenté de volume. Pas d'anorexie, pas de douleur à la pression, mais chaque jour cinq ou six selles liquides, de couleur roussâtre.

Etat au moment de l'entrée. — L'enfant est amaigri ; il tousse un peu ; rien à l'auscultation. Sur les membres de la partie postérieure du tronc éruption sudorale.

Le ventre est entièrement volumineux, il semble contenir une assez grande quantité de liquide. Les intestins paraissent flotter librement. Sur la paroi abdominale la circulation collatérale est très développée. Pas de douleur à la pression, sauf au niveau du foie qui échappe à la palpation, et de la rate qui, dure, gonflée, festonnée sur son bord antérieur, déborde les fausses côtes de six centimètres au moins. Ce volume considérable du ventre semble gêner un peu la respiration.

17 août. T. rect., soir 38°,6. Pouls 120.

Le lendemain en palpant plus profondément on parvient à délimiter très difficilement deux tumeurs dures, l'une dans le flanc droit, l'autre dans l'hypogastre.

Les ganglions sous-maxillaires, cervicaux et inguinaux sont tuméfiés. Le sang examiné au microscope contient environ 8 ou 10 globules blancs par champ microscopique.

Le 18. T. rect., soir 38,4.

Le 19. T. rect., matin 39,6. Soir 38,6. Epistaxis légère.

Le 20. T. rect., 38,6 le soir.

Le 21. T. rect., 39,8 le soir.

Le 23. Le malade s'affaiblit d'heure en heure. De grosses pustules d'acné apparaissent sur le front. L'ascite augmente, à tel point qu'on ne sent plus rien à la palpation. Selle normale. T. rect. le soir 39,6.

Le 24. L'enfant meurt épuisé.

Autopsie. L'autopsie est faite 28 heures après la mort par M. Liandier, interne du service.

L'abdomen est volumineux ; en l'ouvrant il ne s'échappe pas de liquide. Le foie est normal ainsi que la rate qui est accolée par son extrémité inférieure à une tumeur de la taille d'un gros œuf de poule. Cette tumeur adhère à l'angle du côlon transverse avec le côlon descendant ; sa surface est marbrée de blanc et de noir ; par place on y observe de petits foyers hémorrhagiques. Sa consistance est dure.

Derrière cette tumeur et lui adhérant complètement on trouve le rein gauche avec sa capsule considérablement épaissie. A la coupe il a l'aspect du gros rein blanc. Le rein droit est seulement un peu pâle. La grosse tumeur que nous venons de signaler, englobant, sous le mésentère, une portion du côlon transverse et du côlon descendant, remontait vers le pancréas, qu'elle intéressait au milieu d'elle. Cet organe à la coupe avait l'aspect fibreux et dur comme le squirrhe.

L'intestin semblait sain dans toute sa longueur même au niveau où le côlon adhérait à la tumeur. Mais au milieu du cœcum, on vit une tumeur blanchâtre isolée faisant saillie dans la lumière du canal sans cependant intéresser la muqueuse. Sur l'intestin grêle à 10 ou 12 centimètres de son embouchure, on trouva l'intestin épaissi sur une étendue de 7 à 8 centimètres. En l'ouvrant on découvrit alors une ulcération peu profonde et deux cicatrices semblaient anciennes.

Tous les ganglions mésentériques étaient volumineux, durs et blanchâtres.

Poumons congestiônnés.

Ganglions bronchiques tuméfiés.

Cœur normal.

Péricarde épaissi par une production blanchâtre d'aspect squirrheux.

L'examen histologique fait par M. le Dr Balzer prouva qu'on avait eu affaire à un sarcome encéphaloïde.

Voici une observation inédite que nous avons prise avec tout le soin désirable. Nous avons examiné tous les jours le malade, nous avons cherché à faire un diagnostic, et nous n'y sommes point arrivé. M. Dreyfus-Brisac qui remplaçait à ce moment notre chef de service fut lui-même très embarrassé, et s'il pensa plusieurs fois à quelque tumeur cachée, du moins il n'en fut pas complètement sûr. Et du reste où trouver un point quelconque qui pût faire penser au sarcome. On était plus porté à penser à la tuberculose péritonéale qu'à toute autre chose. La diarrhée fut très marquée au début, et vers la fin de la vie, les selles redevinrent normales ; là encore il n'y avait rien pour nous mettre sur la voie. Ainsi dans ce cas de sarcome primitif du mésentère, les symptômes étaient si vagues que le dia-

gnostic fut impossible. Dans presque toutes les observations que nous avons lues il en fut malheureusement
presque toujours de même.

Si nous passons maintenant à l'étude du sarcome du
rein, nous trouvons quelques données plus réelles et qui
peuvent amener au diagnostic. Dans certains cas, que
je crois devoir être assez rares, l'attention du médecin
fut appelée sur une tumeur volumineuse dans la région
lombaire. Ce fait peut être très vrai au point de vue clinique ; mais Ch. West, à qui je l'emprunte, est le seul
qui le soutienne. Quoi qu'il en soit, il faut retenir tout ce
qui peut éclairer une pareille question, quitte à rejeter
plus tard ce qui n'aura été noté qu'incomplètement.
Dans les néosplasmes du rein, il existe un autre caractère sur lesquels les auteurs semblent être plus d'ac-
cord ; c'est l'hématurie. Citée aussi par Ch. West,
l'hématurie serait un phénomène des premiers temps.
Kühn, de Moringen, dans les observations 5 et 6 nous
montrent ce caractère très marqué. Landsberger, qui
semble avoir été appelé à la période ultime d'une affection sarcomateuse des reins, dit n'avoir pas vu d'hématurie Il constate simplement une diminution appréciable
de la sécrétion urinaire. (Observ 7). Carlisie n'a
point du sang dans les urines, il y a trouvé de l'albumine et une grande quantité de vibrions. (Obs. 8).
Quoi qu'il en soit, l'hématurie a été observée très nettement, et il faut désormais l'admettre comme un des
symptômes initiaux des tumeurs sarcomateuses ou cancéreuses du rein. Après les symptômes du début, il y a
certains caractères faciles à apprécier. C'est dans un

grand nombre de cas la constatation d'une ou deux tumeurs, cette constatation se fait par le palper abdomi-
nal, on peut trouver de chaque côté de la colonne vertébrale une ou deux tumeurs dures, allongées, non
fluctuantes. Une fois on a décrit une tumeur abdominale,
très mate à la percussion, tumeur qui partant de l'hypochondre droit ou gauche serait descendue jusque dans
la région inguinale du même côté, mais c'est là une
tumeur à propension plus grande qu'habituellement.

Nous ne dirons rien des symptômes observés dans
les ostéo-sarcomes; c'est là un sujet très connu dans la
pathologie chirurgicale et nous arriverions mal à vou-
loir décrire après nos maîtres des maladies qui sont
désormais classiques.

Les tumeurs du foie, chez l'enfant, offrent quelques
détails qu'il est bon de noter au passage. Pour Ch. West,
la cachexie est plus rapide à se montrer dans les
tumeurs du foie que dans celles des reins; les douleurs
y sont plus vives également. Les irradiations doulou-
reuses sont telles qu'on ne sait trop à quel organe on a
affaire, surtout si la tumeur tend à s'accroître sous la
face inférieure de l'organe.

Les symptômes des tumeurs dans les autres organes
sont impossibles à signaler, toujours par cette raison
énorme qu'il n'y a rien au point de vue des signes, pendant la vie. Dans les observations, nous avons montré ce
que nous avons pu recueillir; à d'autres plus heureux,
et qui auront pu étudier sur le sujet même, de définir
les symptômes qui appartiendront au cancer de chaque
organe.

Nous laisserons de côté le diagnostic des tumeurs malignes de l'enfant. Pour les cancers qu'on appelait autrefois *cancers cachés*, le diagnostic découle des symptômes que nous avons énumérés en peu de mots, assurément, mais le plus complètement qu'il était possible de le faire.

CHAPITRE V.

AGE. — HÉRÉDITE. — DURÉE. — TERMINAISONS.

En continuant notre étude sur les observations où l'âge était soigneusement noté, nous sommes arrivés aux résultats que nous donnons.

Les tumeurs malignes sont très fréquentes de la naissance à cinq ans ; à ce moment elles tombent brusquement pour ne se relever que vers la quinzième année. Un tableau statistique montrera du reste très clairement ce que nous avançons.

0 à	1 an	32 cas		8 à	9 ans	5 cas
1	2 ans	12		9	10	2
2	3	16		10	11	2
3	4	12		11	12	8
4	5	2		12	13	3
5	6	6		13	14	2
6	7	7		14	15	4
7	8			15	16	10

L'âge moyen se trouve fixé d'après ce tableau entre

quatre et cinq ans. Nous n'avons rien remarqué qui pût nous faire croire que l'âge pouvait influencer sur le siège des tumeurs ; le cancer du rein est noté à tous les âges de la vie, et comme c'est lui le plus fréquemment observé, il est une preuve que l'âge ne prédispose en rien pour le siège.

Ce qu'il serait très important à étudier après l'âge des sujets, ce qui serait plus utile à connaître, ce serait l'influence de l'hérédité. Chaque fois hélas ! nous nous brisons contre la brièveté des observations où presque tous les renseignements utiles manquent. A peine avons nous pu trouver quatre cas où la santé des parents était notée, et dans trois de ces cas la santé était bonne. Si nous suivions pour les tumeurs malignes en général les idées que les oculistes se sont faites sur les sarcomes de l'œil, nous serions persuadé de l'hérédité. Pour ne citer que deux faits, qu'il me soit permis de montrer le cas de Lerche qui observa des gliomes de la rétine chez trois garçons et une fille sur sept enfants de la même famille, et celui de Sichel qui vit la même affection chez quatre enfants de la même mère.

Nous n'avons qu'un seul fait qui tendrait à prouver l'hérédité, c'est le suivant :

Ons. III (résumé). — Thèse de Rey. Propagation du cancer du fœtus à la mère. — Femme bien portante devenue malade durant sa grossesse. — Mort. — Autopsie. — Cancer de la rotule chez le fœtus (prof. Frederich. Virchows archiv. t. XXXVI, p, 463, 1868).

Dorothée Worster, âgée de 37 ans, s'est toujours bien portée. Réglée à 17 ans. A 28 ans accouchement normal d'un enfant bien constitué. Nouvelle grossesse à 37 ans et accouchement sans complications. Pendant la gestation, et surtout à la fin. Anorexie complète, dyspnée, toux sèche, insomnie. Elle accouche le 20 décembre 1865, le 27 décembre on l'apporte dans la clinique de médecine.

Etat actuel. — Emaciation et anémie considérables. Extrémités froides, sueurs profuses. Pouls filiforme 140-144. Respiration 44-46. Œdème des mains, des pieds, des paupières.

Le côté droit de la poitrine est inerte dans les mouvements respiratoires. Matité complète du même côté. Respiration bronchique.

Dans l'abdomen tumeur volumineuse, médiane, remplissant presque toute la cavité.

Pas de gonflement ganglionnaire, sauf au niveau du foie.

Un peu d'albumine dans les urines.

Elle meurt le 29 décembre.

L'autopsie découvre des noyaux disséminés dans le corps thyroïde, dans la cavité abdominale, dans le foie qui est tuméfié, dans l'utérus. Les ganglions sont augmentés de volume.

Au cerveau dans le frontal, tumeur adhérente au périoste.

L'examen microscopique a confirmé le diagnostic de tumeur cancéreuse.

L'enfant mourut le sixième jour de sa naissance. Dès le deuxième jour, il se développa un sclérème qui, parti des extrémités inférieures, gagna bientôt toute la surface ; tumeur rosée au genou gauche. Rien au cordon.

L'autopsie donna les résultats suivants : ictère des nouveau-nés, sclérème, la peau est infiltrée d'une sérosité vert jaunâtre. Les poumons, le cœur ; les gros vaisseaux sont normaux. Quelques tubes du foie sont stéatosés ; un peu d'épaississement des vaisseaux ombilicaux; tissu conjonctif, hyperplasié. Au genou gauche, au-dessus de la rotule existe une tumeur du volume d'une noix environ, s'étendant à travers la peau dans toute son épaisseur, depuis le tissu cellulaire sous-cutané. Sa consistance est plus faible que celle des masses morbides observées chez la mère, elle est très vasculaire, rouge par places, gris blanchâtre ailleurs. L'examen microscopique montre une identité complète entre sa situation et celle des tumeurs observées chez la mère : Stroma abondant avec un riche réseau vasculaire, alvéoles remplies de cellules volumineuses, quelques points graisseux disséminés.

Cette observation résumée prouve à mon avis, malgré le titre : femme bien portante devenue malade pendant sa grossesse, que ce n'est pas l'enfant qui a rendu sa mère cancéreuse, mais bien la mère qui a donné la maladie à son enfant. Bien des raisons plaident en ma faveur : la première est que des tumeurs de mauvaise nature peuvent exister depuis longtemps dans l'utérus d'une femme, sans que les fonctions de la vie en soient altérées, la seconde raison est que ce n'est pas en neuf mois que la diathèse cancéreuse aurait traversé toute l'économie de cette femme, quand on admet depuis longtemps que pour la diathèse tuberculeuse similaire en bien des points de la diathèse cancéreuse, il y a durant la gestation comme un arrêt de développement de la maladie. Pourquoi n'en serait-t-il pas de même pour le cancer. Enfin la dernière raison que nous opposerons est que le cancer évolue avec rapidité chez l'enfant, et que loin déjà du jour de la fondation il aura pu être touché et empoisonné en un court espace de temps. Pour nous ce seul cas semble probant : l'enfant est venu au monde avec un cancer héréditaire.

. L'hérédité admise sous bénéfice d'inventaire, il nous reste à voir quelle est la durée moyenne des tumeurs malignes chez l'enfant. Nous n'avons pu réunir que cinquante-trois cas, sur lesquels nous faisons porter notre statistique, et nous laissons de côté le fait, précédemment décrit, par impossibilité de donner un commencement réel à cette tumeur maligne.

La durée minima que nous ayons vue est de trois

mois, la durée maxima de trois ans. Le terme moyen nous a semblé être de neuf mois et quelques jours.

Mais du reste il faudrait prendre chaque tumeur en particulier, dans chaque organe différent, et montrer dans chacun la durée exacte. Ainsi nous avons trouvé des tumeurs sarcomateuses du rein ne durant que deux mois (obs. 9), pendant qu'à côté nous voyons dans le même organe la même tumeur évoluer en trois ans. (Obs. 6).

Nous achèverons cet aperçu rapide par l'étude des terminaisons. Pour les cancers viscéraux, pour les myxomes du cervelet, etc., la fin est toujours la même, qu'on l'étudie chez l'enfant, l'adulte ou le vieillard ; c'est la mort. Pas un cas de guérison n'a été cité, et du reste, pour le répéter une dernière fois, toutes les tumeurs que nous avons étudiées n'étaient décrites que sur la table d'amphithéâtre.

Il n'est pas de même des tumeurs que l'on pourrait appeler tumeurs externes. Celles-là guérissent quelquefois, rarement cependant, car d'après notre définition même, nous avons eu à étudier des néoplasmes qui, enlevés, se reproduisent bientôt sur place ou à distance. Cependant nous terminons notre travail par une observation du Dr Lannelongue, observation où la guérison semble se maintenir.

Obs. IV. — Schwartz (Des ostéo-sarcomes des membres ; thèse d'agrégation, 1880). — Sarcome périostal fuso-cellulaire du corps du fémur et de son extrémité supérieure. — Désarticulation de la cuisse.

X..., jeune fille de 9 ans, à l'aspect chétif, est entrée à l'hôpital
Sainte-Eugénie, dans le service de M. Lannelongue, pour une tuméfaction de la cuisse gauche.

Elle a toujours été bien portante.

Il y a environ deux mois, elle tomba sur la hanche gauche de sa
hauteur, sans d'ailleurs se faire grand mal ; neuf jours après elle fit
une nouvelle chûte, et elle vit se développer, consécutivement à ce
traumatisme relativement si insignifiant, une tuméfaction au niveau de
la partie supérieure de la cuisse et à la partie antérieure, sans d'ailleurs
ressentir aucune douleur notable. Depuis, la tuméfaction, absolument
indolente, n'a fait qu'augmenter de volume, et tellement que les parents
inquiets ont amené cette enfant à l'hôpital où nous constatons aujour-
d'hui les faits suivants :

Cette jeune fille est d'assez bonne apparence ; elle a bon appétit, dit
n'avoir pas maigri et ne souffre aucunement.

En la découvrant on voit, à la partie antéro-interne et supérieure de
la cuisse gauche, un gonflement considérable comme formé de deux
lobes, un grand lobe supérieur et un petit lobe inférieur. La peau est
intacte partout, nullement changée comme coloration, mais sillonnée
de gros vaisseaux veineux bleuâtres. Le gonflement s'étend tout autour
de la région de la cuisse, mais bien moins en arrière ; à la palpation
on trouve en haut une tumeur dure, rénitente par places, comme fluctuante en d'autres, absolument immobile, adhérente au squelette et que
l'on sent comme si elle enveloppait complètement le fémur moins en
arrière qu'en avant. Le premier lobe, lui, est mobile, situé au milieu
des muscles extenseurs que l'on mobilise par leur contraction. Il est
peut-être moins dur, plus élastique que la grosse tumeur dont il ne
semble être qu'un prolongement. Les vaisseaux sont refoulés en dedans
où on les sent battre le long de la tumeur ; les articulations de la hanche
et du genou paraissent complètement indemnes.

La température locale du côté du néoplasme frappe au toucher, com-
parativement à celle du côté opposé. Le thermomètre accuse un demi
degré de différence.

En mesurant la circonférence des deux membres, nous trouvons 44 cent. du côté malade; 31 cent. du côté sain. La longueur de la tumeur a 19 centimètres.

L'examen des ganglions nous fait découvrir une grosse masse de ganglions élastiques au-dessus de l'artère crurale, et quelques-uns aussi dans la région de l'aine.

L'auscultation et la percussion du thorax de cette jeune fille ne nous ont fourni que des signes absolument négatifs.

Comme la tumeur augmente rapidement et pour ainsi dire à vue d'œil, qu'il n'y a aucun signe de généralisation et que l'état général est relativement satisfaisant, on se décide à pratiquer la désarticulation de la cuisse, le diagnostic porté étant ostéosarcome du fémur périostale, à cause de sa marche, de sa consistance et de son siège.

29 mai. — Désarticulation de la cuisse par le procédé de Farabeuf, après ligature préventive de l'artère et de la veine fémoral et ischémie par la bande d'Esmarch, pour refouler le sang du membre inférieur dans la circulation générale.

La malade n'a guère perdu que 100 grammes de sang.

Temp. après l'opération : 36°5.

Autopsie du membre amputé. — En disséquant les parties qui recouvrent la tumeur, on trouve les muscles de la cuisse distendus, amincis écartés par le néoplasme. En avant même, le triceps est envahi et montre dans son épaisseur le lobe inférieur mobile et quelques noyaux gros comme des noisettes répandus çà et là. Il y a comme autour une véritable capsule. Le fémur est entouré complètement par une énorme tumeur surtout saillante en avant et en dedans, qui commence au-dessous du col chirurgical et se termine comme en fuseau vers le tiers inférieur de l'os. Cette tumeur présente la consistance que nous lui avons reconnue pendant la vie.

Coupe du néoplasme et de l'os sur la ligne médiane et verticale du fémur.

Le corps de l'os traverse la tumeur de haut en bas; le canal médullaire est envahi à travers une érosion du tissu compact ; au-dessous de cet envahissement, de l'ostéite condensante qui semble former comme une barrière.

On remarque entre le corps de l'os et le périoste des couches stratifiées osseuses, se continuant antérieurement avec les parties molles du néoplasme, gris rougeâtre, grises, rouges, parsemées de kystes multiples, contenant un liquide séreux et roussâtre.

En arrière, il n'y a que du tissu ossiforme. En avant surtout se trouve toute la portion molle de la tumeur. La coupe des noyaux intra-musculaires est tout à fait analogue à celle de certaines parties du néoplasme.

En somme, c'est bien à un sarcome périostal ayant envahi le canal médullaire que l'on a affaire.

Examen histologique de la tumeur par M. Vignal, répétiteur au Collége de France. — Les grosses masses de la tumeur sont formées par du *sarcome fasciculé pur* contenant, outre les cellules ou fuseaux, des myéloplases en grand nombre.

Les cavités ne contenaient que des produits de dégénérescence graisseuse mêlés à des globules sanguins décolorés, des éléments lymphatiques et du pigment sanguin. L'os était attaqué par une ostéite raréfiante qui, dans certains points, avait considérablement agrandi les canaux de Havers ; dans d'autres points, l'ostéite raréfiante avait été remplacée déjà par une ostéite condensante qui avait tellement détruit la place de l'os, qu'il était impossible de reconnaître la moindre trace des anciens canaux de Havers et des systêmes concentriques.

Dans les points siégeant à l'angle supérieur et inférieur de la tumeur on trouvait au-dessous d'un périoste fort épaissi par la prolifération de ses éléments conjonctifs de nouvelles productions osseuses; à la limite de ces productions et du sarcome proprement dit, il était facile de voir que cette production osseuse n'était pas seulement due à l'irritation que devait avoir subie la couche cellulaire sous-périostée, mais à une ossification des éléments du sarcome, que l'on voyait se ramollir sous l'influence de nouveaux vaisseaux, puis s'infiltrer de sels calcaires. Cette ossification se rapprochait beaucoup de celle que l'on observe dans le tendon des oiseaux.

La moelle contenait peu de graisse ; dans certains points elle ne renfermait que des éléments jeunes.

Dans d'autres, voisins des trous percés par l'ostéite raréfiante dans l'épaisseur de l'os, elle avait subi une transformation conjonctive et se rapprochait par conséquent de la structure des parties périphériques de la tumeur.

Ce sarcome avait certainement pris naissance dans la *couche fibreuse du périoste;* les phénomènes de destruction de la substance compacte de l'os, de transformation de la moelle, peuvent être considérés comme des phénomènes secondaires.

Le Vaillant. 3

Le peu de tissu osseux, les deux angles seulement, que l'on trouve
dans ce sarcome en dehors de toutes autres connaissances, indique qu'il
a pu se développer rapidement.

Note complémentaire. — Actuellement, l'enfant peut être considérée
comme guérie de son opération. Elle se porte à merveille. La masse
ganglionnaire qui remplissait la fosse iliaque a diminué au point de
disparaître presque complètement. Le ganglion enlevé pendant l'opération a été reconnu comme étant un ganglion inflammatoire.

CHAPITRE VII

TRAITEMENT.

En dehors du traitement chirurgical qui ne peut être
appliqué qu'à un petit nombre de tumeurs externes,
que reste-t-il à faire pour les tumeurs cancéreuses
externes. Rien, absolument rien ; nous sommes complètement impuissants contre l'envahissement du
mal, et plutôt que de favoriser l'évolution de certains remèdes plus inutiles les uns que les autres,
il faut terminer notre travail sur ce mot de dé-
couragement attribué à Hippocrate. « Il vaut mieux ne
pas traiter ceux qui ont des cancers occultes. Les malades meurent bientôt s'ils sont traités ; s'ils ne le sont
pas, ils vivent plus longtemps. »

Obs. V (résumée). — Das primäre Nierencarcinom im Kindesalter (Du cancer primitif du rein chez l'enfant), par Kühn (de Noringen).

Louise W..., âgée de 4 ans. Légers accès de fièvre depuis deux ans. Urines avec dépôt sableux. Développement insolite du ventre depuis la naissance. Depuis quelques jours hématuries répétées.

A l'examen, tumeur remplissant la région lombaire gauche, allant jusqu'à la région iliaque gauche en bas, jusqu'à la région ombilicale en dedans. La tumeur n'est pas douloureuse. Examinée le 15 novembre, elle meurt le 15 février. La maladie progressa rapidement pendant ir oi mois.

Après des alternatives de diarrhée et de constipation, de bien-être et de malaise, après avoir présenté de l'anasarque depuis le 15 janvier, elle meurt.

Autopsie. — Tumeur mesurant en haut 55 cent., en large, 47, et pesant 3 kil. 1/2, adhérente au foie, au duodenum et à la région pylorique de l'estomac, par l'épiploon gastro-hépatique, envahi par la production morbide, adhérente également au périoste des vertèbres lombaires. Cette tumeur est de nature cancéreuse (cancer médullaire). Au microscope, pas plus qu'à l'œil nu on ne trouve trace dans cette masse carcinomateuse du rein gauche complètement dégénéré. Le rein droit n'est pas augmenté de volume ; il est assez mou et se laisse décortiquer facilement. Le bassinet est rempli d'un liquide sanguinolent, et l'uretère droit contient un caillot sanguin vermiforme long de plusieurs centimètres.

Obs. VI. — Sarcome. — Das primäre Nierencarcinom im Kindesalter (Du cancer primitif du rein chez l'enfant), par Kuhn (de Noringen).

Anne N..., 8 ans. Depuis trois ans, anorexie, dyspepsie et anémie ; dans la dernière année, vomissements au début du repas. Vers le mois de novembre 1874, leucorrhée abondante. Le 26 janvier, augmentation de l'abdomen, surtout du côté gauche. A la palpation on sent une tumeur indolente, arrondie, partant de l'hypochondre gauche pour s'étendre obliquement en bas et en dedans. La tumeur augmente progressivement jusqu'à la mort (26 juin). Jamais de fièvre, jamais d'hématurie.

Dans les quatre dernières semaines développement pileux anormal, pigmentation de la peau. Le 26 juin, épistaxis abondantes et répétées, troubles visuels, convulsions de tout le côté droit, bientôt généralisées et mort dans une asphyxie complète.

Autopsie. — Tumeur du poids de 6 kilogr., y compris le côlon qu y adhère, la vessie, l'utérus et les ovaires. Coupe jaunâtre, rouge foncé par places, due à la présence des veines dilatées. L'examen microscopique montra des cellules en dégénérescence graisseuse, la plupart po·lyédriques, disposées en îlots, permettant de reconnaître aisément qu'elles provenaient de l'épithélium des canalicules urinifères. Le cancer appartient à la variété médullaire. Utérus normal, ovaires contenant un grand nombre de kystes du volume d'une tête d'épingle, vestiges de follicules de Graff.

Obs. VII. — Tumeur congénitale des reins, par Landsberger (de Posen Hayem, 1877, 2ᵉ série). — Sarcome.

Enfant du sexe féminin, âgée de 7 mois, née de parents sains, débile et pâle depuis sa naissance. L'auteur est appelé, lorsqu'il survint de l'oppression et une légère toux. L'exploration des viscères ne donna aucun résultat. Landsberger, trois semaines avant la mort de l'enfant, découvrit dans le mésogastre droit une tumeur qu'il vit croître progressivement et s'étendre jusqu'à l'ombilic. Aucun mouvement fébrile, pas de vomissements, de constipation, d'hématurie et même de diminution appréciable de la sécrétion urinaire.

Autopsie. — Diaphragme très haut, masse intestinale refoulée. Dans l'hypochondre droit, tumeur solide, molle, d'un gris blanc, ayant le volume du poing, adhérant lâchement au tissu cellulaire rétro-péritonéal et au rein droit.

Cette tumeur se prolongeait jusqu'au rein gauche également dégénéré, et formait en avant du rachis une sorte de trait d'union entre les deux reins.

A la place des reins, se trouvaient deux tumeurs de la grosseur d'un poing d'homme. Poids, 587 gr.

Au microscope, Conheim reconnaît un sarcome nucléaire à striation transversale.

Obs. VIII. — Encepaloid cancer of left kidney in a child two years old
(Cancer encéphaloïde du rein gauche chez un enfant de deux ans), par
Carlisle (New-York Medical Journal), janvier, 1877. Hayem.

L'enfant est émacié, cachectique, en général constipé. Une tumeur
abdominale partant de l'hypochondre gauche s'étend du diaphragme à
la région inguinale droite. Elle n'est pas fluctuante et donne de la matité
à la percussion. Jamais l'enfant n'a présenté d'hématurie. Ses urines
renferment une grande quantité de vibrions avec des traces d'albumine
D. — 1,010.

Mort au bout de sept mois de maladie.

A l'autopsie, on trouve l'uretère gauche atrophié, long d'un pouce ;
la vessie petite. La tumeur pèse 7 livres ; elle offre des adhérences
nombreuses et est recouverte d'une épaisse capsule fibreuse. A la surface se voient des points demi transparents coutenant une matière colloïde. Incisée, elle présente la structure du cancer encéphaloïde ; une
seule portion du rein, grosse comme un œuf de pigeon, contient encore
des tubes urinifères.

L'autre rein est sain, mais plus gros.

Obs. IX. — Sarcome rénal chez un enfant de 7 mois, par Baginski (Soc.
méd. de Berlin, 9 février 1876). Hayem, 1877, 2.

Depuis quelques semaines cet enfant avait par intermittences des hématuries. On reconnut, dans la moitié gauche de son abdomen, la présence d'une tumeur qui s'étendait depuis le rebord costal jusqu'à la ligne
médiane et jusqu'à la crête iliaque. Urines sanguinolentes.

La tumeur s'accrut. Le côté gauche devint de plus en plus saillant,
la fluctuation devint appréciable, et, en présence de la dyspnée existante, on fit une ponction qui donna issue à 470 cent. cubes d'un
liquide analogue à de la bière brune et contenant au microscope beaucoup de sang, de l'urée et de l'acide urique.

L'enfant succomba par épuisement au milieu de vomissements et de
selles verdâtres, le lendemain de la ponction. Pas de convulsion.

Autopsie. — Anémie intense de tous les viscères. Rein gauche trans-
formé en une tumeur kystique composée de 2 parties : un kyste énorme
qui contient 3 grandes tasses de liquide, et une masse solide ayant à peu

près le volume d'une tête d'enfant. La tumeur adhérait aux parois abdominales et au diaphragme ; en avant d'elle se trouvaient le côlon descendant et le rectum qui descendaient presque verticalement de l'ombilic
dans le bassin. Mésentère et ganglions mésentériques normaux.

Virchow examina la tumeur qui était un sarcome à cellues fusiformes. Il y trouva de faibles restes du rein avec de beaux canalicules
urinaires revêtus de leur épithélium. Le rein droit offrait une néphrite
parenchymateuse très marquée.

Obs. X. — Sarcome du rein chez un enfant, par W. H. Geddings
(Journal Hayem, 1880).

21 septembre 1876. Enfant nègre de 3 ans, née de parents sains.
Rien d'intéressant. L'examen histologique fut fait par J. C. Harren (de
Boston), avec diagnostic sarcome.

Obs. XI (Thèse de Rey, 1869). — Sarcome mélanique de la cuisse. —
Masses dégénérées dans les veines caves et iliaques. — Embolie dans
l'artère pulmonaire. — Mort avec les signes de la pyoémie.

Un jeune homme était porteur depuis son enfance d'une tumeur mélanique (sarcome mélanique) siégeant dans le trigone fémoral. Cette tumeur qui s'était accrue très lentement, fit tout à coup, à partir de l'âge
de 20 ans, des progrès rapides. Bientot se manifestèrent des troubles
notables de la circulation veineuse de la jambe, congestion, gonflement
et œdème. Pendant son séjour à l'hôpital, il fut pris tout à coup de fris-
son, de fièvre , marquée par une élévation notable de la température et
de troubles gastriques. Insomnie, délire, puis bientôt toux et crachats
sanglants. Mort le deuxième jour des accidents.

L'autopsie fit reconnaître dans la tumeur de la cuisse un sarcome
mou à cellules étoilées avec mélanose ; cette tumeur avait poussé en
excroissance dans l'intérieur de la veine crurale. La masse dégénérée
s'était accumulée jusque dans la veine iliaque, à son embouchure dans
la veine cave. Sur la valvule d'Eustachi un caillot infiltré de cellules
pigmentaires. La plèvre droite était pleine d'une sérosité sanguinolente.
Hépatisation du lobe inférieur du poumon droit. Dans ce viscère nombreux foyers apoplectiques infiltrés de cellules de sarcome et de pigment.

Dans les branches principales de l'artère pulmonaire, masse cancéreuse avec prolongements.

Obs. XII. — Soc. anat., 1873, p. 611. — Sarcome du fémur pris pour une tumeur blanche, par Pasturaud, interne.

M. Pasturaud met sous les yeux de la société, une tumeur qui était située au voisinage du genou.

La malade qui en était atteinte est une jeune fille de 15 ans. En mai dernier, elle fut prise d'une douleur assez vive du genou : on diagnostiqua une arthrite, et on lui appliqua un vésicatoire. Au mois d'août, l'état avait plutôt empiré, les douleurs étaient très vives. M. Siredey la vit et porta le même diagnostic : il l'admit à la fin du mois dans son service, et là employa tous les moyens usités dans le ca d'arthrite aiguë : immobilisation, gouttière, révulsifs locaux rien ne fut épargné, et tout fut inutile. Un appareil silicaté ne put être supporté.

On appela M. Tillaux en consultation le 15 octobre, il diagnostiqua une tumeur blanche compliquée de périostose du fémur, seulement il prescrivit un nouvel appareil inamovible qui ne fut pas mieux supporté que le premier. A partir du mois de novembre les accidents augmentèrent, et l'amputation résolue fut pratiquée ces jours derniers.

L'examen de la pièce montre un ostéo-sarcome développé surtout en dehors de l'os, dont les lames compactes ne sont pas entièrement détruites, bien qu'altérées. L'articulation du genou est saine ; le cartilage supérieur commence à peine à s'éroder.

Obs. XIII. — Myxome du foie (Cornil et Cazoles, Soc. de biol., 10 fév. 1872 ; Revue des sc. méd. Hayem, avril, 1873).

Il s'agit d'une tumeur développée chez un enfant de 8 mois dans l'intérieur même du foie, ayant refoulé le tissu de cet organe, et faisant une saillie considérable dans l'abdomen qui était rempli en grande partie, du côté droit, par le myxome.

Le foie descend à droite jusqu'au niveau d'une ligne horizontale qui passerait par l'ombilic, et se continue directement avec la tumeur qui, refoulant les intestins dans le flanc gauche, descend elle-même jusque derrière le pubis.

Le foie et la tumeur pèsent 2,590 gr.

La tumeur n'adhère qu'au lobe droit. La vésicule biliaire est libre ainsi que la veine porte

Une section verticale du foie et de la tumeur montre que celle-ci est coiffée par le tissu hépatique, et que la capsule de Glisson se continue sur la tumeur dont on ne peut la détacher.

Le tissu fondamental de cette production a l'aspect du tissu colloïde, la consistance d'une gelée solide, une coloration jaune transparente. La coupe est nette. — Les vaisseaux sont peu nombreux, mais quelques-uns ont un calibre important.

Cette tumeur est criblée de cavités arrondies: deux ont le volume d'une petite orange, les autres varient du volume d'un abricot à celui d'un pois. Ces cavités sont remplies par un liquide se coagulant spontanément par la chaleur et par l'acide nitrique.

Le tissu de cette tumeur se composait de fibres fines et rares, circonscrivant des alvéoles remplis d'un liquide renfermant des globules de pus et des cellules irrégulières, volumineuses, à longs prolongements, ayant un ou plusieurs noyaux et quantité de granulations graisseuses. Les cavités alvéolaires ne sont pas tapissées d'épithélium.

Renseignements cliniques. Le père et la mère de cette petite enfant n'ont pas eu la syphilis. — A la naissance, le ventre était bien conformé. L'enfant fut mise en nourrice ; mais, au bout de cinq mois, l'enfant très mal soignée, élevée, non pas au sein, mais au biberon, était dans un état de maigreur extrême. Son ventre était très volumineux.

La matité était limitée au côté droit. Tout le côté gauche était sonore.

Le ventre augmenta assez rapidement, les veines sous-cutanées abdominales étaient sinueuses et dilatées. Il existait une certaine dyspnée sans râles pulmonaires.

Il n'y eut pas d'ascite ; l'enfant devint de plus en plus faible et mourut de broncho-pneumonie.

Obs. XIV. — Myxome volumineux de la région cervicale antérieure chez un enfant, par Messenger Bradley (Hayem, 1877, 8e série).

Enfant de 7 mois bien conformé. Tumeur volumineuse de la région cervicale s'étendant du menton au sternum et d'un sterno-mastoïdien à l'autre. Elle commence à paraître à l'âge de deux mois et n'a cessé depuis cette époque de s'accroître rapidement. De forme lobulée, de consistance élastique, elle est mobile et n'adhère pas aux parties voisines.

L'opération fut faite sans danger. La masse enlevée mesurant 12 m. de long sur 10 de large était formée d'une paroi celluleuse assez dense avec tractus fibreux limitant des loges remplies d'une substance semifluide. L'examen microscopique montra qu'il s'agissait d'un véritable myxome ou mieux d'un sarco-myxome.

Obs. XV. — Cancer du testicule coïncidant avec des affections analogues du cerveau et des poumons, par Henry Earle (London medico-chirurgical Transactions, t. III, p. 49). Œuvres chirurgicales de Sir Astley. Cooper, traduct. Chassaignac et Richelot, Paris, 1837.

Thomas Denei, âgé d'un an et 9 mois, fut présenté à Henry Earle, le 10 juin 1837, pour une maladie du testicule gauche. A l'âge d'un an, il avait été pincé en cet endroit par sa sœur et s'était beaucoup plaint. Cependant on n'avait donné aucune attention à cet accident ; quinze jours après, sa mère s'aperçut que le testicule gauche était plus volumineux que le droit. Depuis ce moment, il ne cessa d'augmenter de volume, divers traitements furent employés sans succès. Deux fois la maladie fut prise pour une hydrocèle, et le trois-quarts, plongé dans la tumeur, n'amena aucun liquide. Ces opérations furent suivies de peu d'inflammation, et il ne paraît pas que la maladie en ait été aggravée. Lorsque Henry Earle vit cet enfant, son testicule était plus gros qu'un œuf d'oie, et il atteignait jusqu'au condyle interne du fémur, quand il n'était pas soutenu ; il était de forme ovalaire ; sa surface était régulière et polie ; elle était rénitente et produisait la sensation d'un liquide contenu dans un kyste, à tel point qu'un chirurgien très expérimenté n'hésita pas à considérer la maladie comme une hydrocèle. Toutefois, la tumeur n'offrait aucune diaphanéité, elle était beaucoup plus lourde qu'un pareil volume d'eau ; on ne pouvait découvrir ni testicule, ni épididyme à sa partie postérieure et inférieure. L'enfant avait un aspect cachectique, sa peau était de couleur jaune verdâtre et couverte d'une sueur visqueuse; ses muscles étaient flasques et atrophiés ; sa tête était volumineuse et saillante en avant; ses yeux étaient appesantis: les pupilles étaient dilatées; l'iris avait une couleur noire si foncée qu'on le distinguait à peine de la pupille ; la respiration était anxieuse; l'enfant toussait, son pouls était fréquent et dur ; l'abdomen était volumineux et tendu ; il y avait une constipation habituelle.

Après quelques tentatives de traitement interne et local, Henry Earle remarquant que le cordon conservait son intégrité, se décida à l'opération, qu'il pratiqua le 22 juin, au dix-septième mois de la maladie.

La tumeur ayant été mise à nu, une ligature fut passée autour de l'artère, tout près de l'anneau inguinal. Ensuite on divisa le cordon qui n'offrit aucune disposition à se rétracter. Le reste de l'opération ne présenta rien de remarquable.

La tumeur consistait en une masse pulpeuse, grisâtre, qui n'offrait aucune trace de l'organisation primitive du testicule. Après quelques lotions, l'eau devint trouble par la dissolution d'une partie de cette masse qui ressemblait à de la pulpe cérébrale en putréfaction. La surface d'une section de la tumeur était inégale et d'apparence fibreuse, et rappelait une surface gangrenée ou bien une surface sur laquelle de la lymphe coagulable s'est déposée irrégulièrement. Le cordon était sain ; l'artère n'était pas très volumineuse et le corps pampiniforme avait augmenté de volume. La maladie était évidemment de la même nature que celles qui ont été décrites sous le nom de testicule pulpeux, sarcome médullaire et fongus hématode.

Il ne se passa rien de remarquable pendant le traitement consécutif. La plaie se couvrit entièrement de bourgeons charnus et marcha lentement vers la guérison ; il fallait la stimuler souvent avec le précipité rouge et le nitrate d'argent. Au bout de six semaines la cicatrisation était parfaite.

H. Earle cessa de voir son malade vers le 25 août, il s'était opéré une amélioration remarquable dans la santé de cet enfant.

Trois mois après cette dernière époque, H. Earle fut consulté de nouveau pour le même enfant, dont la santé générale était dans un état beaucoup plus grave encore qu'au moment de la première consultation. Les symptômes les plus inquiétants existaient du côté du cerveau et de la poitrine ; ils sont rapportés avec beaucoup de détails dans le mémoire de Earle. Rien n'avait reparu du côté du scrotum.

A *l'autopsie* qui est décrite de même avec beaucoup de soin, on trouva dans le cerveau plusieurs tumeurs variant en volume, depuis celui d'une châtaigne jusqu'à celui d'une orange. Elles avaient une consistance ferme, une couleur rouge tirant sur le noir, des stries blanches parcou-

raient leur substance ; une d'elles ressemblait à un caillot de sang veineux : la substance cérébrale environnante était remarquablement molle
et pulpeuse ; elle avait une couleur jaune particulière qui ne pouvait
pas être détruite par le lavage. Ces tumeurs adhéraient si faiblement à
la substance cérébrale qu'on avait beaucoup de peine à les maintenir
dans leur situation.

Les poumons contenaient un grand nombre de gros noyaux encépha-
loïdes, qui dans quelques endroits occupaient toute l'épaisseur de l'organe
d'une face à l'autre. A travers la plaie ils avaient une couleur blanc
grisâtre et étaient irrégulièrement rayonnés à leur circonférence. Au
toucher ils étaient durs et non élastiques ; incisés, ils présentèrent un
tissu uni, serré, ne ressemblant en rien à celui du testicule enlevé. En
les pressant, on en exprimait une petite quantité de fluide blanchâtre ;
en les déchirant, ils offraient une apparence fibreuse semblable à celle
du cerveau ferme, disséqué ou déchiré avec le manche d'un scalpel.

Les glandes bronchiques prodigieusement tuméfiées offraient une
structure interne très analogue à celle du testicule malade. Elles étaient
toutefois plus fermes et non élastiques au toucher avant d'être incisées.

Les glandes mésentériques étaient tuméfiées sans que le tissu parût
altéré.

Du côté du testicule enlevé on pouvait suivre une traînée de ganglions engorgés s'étendant le long de l'aorte depuis le bassin jusqu'au
diaphragme.

Le rein droit était tuméfié, et son uretère était dilaté par le passage
récent d'un calcul.

Obs. XVI. — Case of scirrhus of the stomach, probably congenital, with
remarks, by Thomas Williamson (Monthly Journal of medical Science,
1841).

L'histoire et les symptômes de ce cas sont brefs. L'enfant (mâle)
mourut à l'âge de cinq semaines. A la naissance il paraissait bien
constitué, mais quelques jours après les vomissements apparurent ; les
matières rendues étaient du lait coagulé. Durant la dernière quinzaine
la constipation fut opiniâtre, et l'enfant sembla maigrir considérablement, jusqu'au moment où il mourut épuisé. A l'autopsie les intestins
furent trouvés rétrécis et vides et les autres organes viscéraux, parfai-

tement sains, à l'exception de l'estomac dont l'extrémité pylorique était épaissie et indurée, formant un remarqnable contraste avec la mollesse des parois de ce viscère quand il fut vidé. En enlevant l'estomac, on trouva que l'orifice pylorique était rétréci au point d'admettre à peine un petit stylet d'argent, ce qui était peut-être dû en partie à l'accumulation du lait coagulé en cet endroit. En comptant l'orifice pylorique, il fut évident que les tissus entrant dans la composition des parois de l'estomac avaient grandement perdu de leur apparence normale. La couche muqueuse était légèrement épaissie, tandis qu'on distinguait à peine les restes de la tunique moyenne ou musculeuse; d'un autre côté le tissu cellulaire sous-muqueux était hypertrophié et tellement induré qu'il semblait être le seul tissu subsistant entre les couches muqueu se et péritonéale : des bandes blanches transversales s'étendaient de la couche sous-péritonéale au tissu musculaire sous-muqueux, à travers ce qui constituait primitivement la couche musculaire.

Les deux parents de cet enfant était bien portants et je ne puis trouver aucune mort particulière chez aucun des parents proches.

Par le terme squirrhe je ne voudrais pas qu'on crût que je parle d'un dépôt d'un nouveau tissu, mais simplement de cette modification particulière qui a reçu ce nom, principalement quand elle se produit entre une couche séreuse et une couche muqueuse.

Autant que je puis l'assurer, c'est le seul cas qu'on ait jamais décrit chez un sujet aussi jeune, et je pense qu'on peut parfaitement le regarder comme congénital ; car il est difficile de se figurer qu'une maladie intense ait pu prendre place entre la naissance et la mort, et je suis porté à la regarder comme un fait nouveau à ajouter à la pathologie intra-utérine.

La pièce fut présentée à la Société anatomique d'Edimbourg où le diagnostic fut confirmé.

Obs. XVII (observation présentée au 45e Meeting de la British medical Association, à Manchester, le 10 août 1877 (British medical Journal, 1877, 2e vol.). — Cas de cancer de l'estomac chez un enfant de 5 semaines (Cullingwortg de Manchester, traduct. personnelle).

M. Cullingworth montre l'estomac d'un enfant qui mourut d'un cancer du pylore à l'âge de cinq semaines. A sa naissance, et pendant les premiers jours de la vie, l'enfant présenta toutes les apparences de la bonne santé : le dixième jour il commença à vomir environ une 1/2 h. ou 1 heure après son repas. Pas de fièvre, langue normale, constipation. Selles noires, abondantes, non fétides. Aucun signe d'inflammation gastro-intestinale. On craignit en conséquence que les vomissements qui persistaient malgré les traitements médicaux ou diathésiques, ne fussent dus à une obstruction située très haut dans le tube digestif, sur la nature de laquelle il était difficile de se prononcer.Les vomissements devinrent plus fréquents et les selles encore moins abondantes, l'émaciation augmenta de jour en jour.

Pendant quelques jours l'abdomen resta naturel, puis devint ballonné et tympanique. A ce moment les vomissements ne se produisirent plus qu'à de longs intervalles, mais les matières vomies furent très abondantes. Des convulsions se manifestèrent pendant les vingt-six heures qui précédèrent la mort, survenue le vingt-neuvième jour après les premiers vomissements.

A l'autopsie, l'estomac dilaté et hypertrophié occupait la cavité abdominale presque tout entière : la moitié droite ou pylorique était très hypertrophiée, l'épaississement augmentant graduellement en se rapprochant de l'orifice pylorique. La paroi du pylore lui-même mesurait 1/3 de pouce en épaisseur. Une petite tumeur pyriforme d'un pouce de longueur s'élevait de la surface interne du bord inférieur du pylore. Elle était ramollie et ulcérée au centre, et obstruait complètement l'orifice pylorique. Les intestins étaient diminués de volume et vides. *Le Dr Dreschfeld a examiné la pièce au microscope et rapporté que la tumeur était un épithelioma à cellules cylindriques, et qu'il y avait tout autour un épaississement énorme de la tunique musculeuse.*

La pièce fut présentée et des sections de la tumeur furent mises sous le microscope. L'auteur fit remarquer l'extrême rareté de cette maladie chez les enfants, et signala le seul autre cas qu'il avait pu retrouver, celui de Williamson Thomas.

Obs. XVIII (communiquée par le Dr Terrillon. Service Verneuil). — Sarcome cystiqne de l'ovaire gauche, pris pour un fibrome utérin. — Injections d'ergotine. — Rupture. — Hémorrhagie. — Mort. — Généralisation.

Jeune fille de 16 ans, réglée à 15 ans. Depuis cette époque, développement rapide du ventre.

Tumeur abdominale mobile, d'une consistance molle et dure à la fois Pas d'ascite. Santé splendide. Etat général excellent.

Croyant à un myome utérin, on fait dans la tumeur une injection de 15 gouttes de solution d'ergotine avec la seringue de Pravaz. Péritonite suraiguë. Mort le lendemain.

On trouve à l'autopsie un sarcome de l'ovaire gauche, creusé de cavités anfractueuses contenant de la bouillie rougeâtre et du sang.

La paroi externe de la tumeur, très mince, est rompue sur une longueur de 7 centimètres. Deux lobes de sang non caillé dans le péritoine. Noyaux secondaires derrière la vessie, dans l'épiploon. Ganglions mésentériques dégénérés. Utérus normal.

Obs. XIX.—Leçons sur les maladies des enfants (Ch. West).— Cancer de l'ovaire.

Il y a deux mois, une petite fille de 7 ans mourut après un an de maladie d'un cancer médullaire de l'ovaire droit qui s'ouvrit daus l'abdomen. L'existence de la tumeur était constatée depuis quatre mois. Elle mourut d'épuisement le cinquième mois.

La nature de la maladie fut diagnostiquée pendant la vie et, en effet, il n'y avait aucune difficulté à en déterminer la nature. Les faits étaient les mêmes que ceux qu'on rencontrerait chez une femme adulte ; la masse émergeant manifestement du bassin et remontant jusqu'à la face inférieure du foie. La masse cancéreuse pesait 2 kil. 500 gr. et était exclusivement limitée à l'ovaire droit. Il y avait quelques autres dépôts secondaires dans l'épiploon, mais nulle part ailleurs.

Une fois j'ai vu le cancer se produire dans le cerveau et ses membranes chez un petit garçon de 7 ans 1|2, et récemment chez une petite fille âgée de 8 ans, qui mourut à l'hôpital des Enfants; une masse considérable de gliome donna l'explication des différents signes.

Obs. XX. — Leçons sur les maladies des enfants (Ch. West). — Cancer du cerveau.

Martha Schmidt, âgée de 2 ans 1/2, entre le 14 janvier 1867 dans le service de M. le Professeur Forster.

Cet enfant s'est toujours bien portée jusqu'à la fin de sa première année, où l'on a commencé à constater de la faiblesse dans le bras ee la jambe du côté droit. La marche, déjà existante, était devenue impossible, et l'enfant était incapable de rien tenir de sa main droite. Il existe un nystagmus des deux yeux et une exophthalmie de l'œil gauche, le tout remontant à quatre semaines. L'exophthalmie de l'œil gauche est légère, le clignement encore possible, Ptosis incomplète. Les muscles droit interne, supérieur et intérieur sont paralysés : très légers mouvements de l'œil gauche en dehors encore possibles. La motilité et la sensibilité du côté droit ne sont pas complètement supprimées. Diagnostic : nystagmus des deux yeux, paralysie du nerf moteur oculaire commun, paralysie d'une moitié du corps à l'exception de la face. Traitement : iodure de potassium.

Obs. XXI. — Dr W. Ebstein, in Preslau (Archiv. der Heilkunde, 1868 (thèse Pardessus, 1869). — Sarcome mixte de la couche optique et du cervelet chez un enfant de 2 ans 1/2. — Hémiplégie du côté droit. — Nystagmus double et exophthalmie de l'œil gauche. — Mort dans le coma.

Amélioration légère à la suite du traitement: l'enfant a pu se tenir debout et porter la main à sa tête. La mère est saine. Le père n'a jamais eu que la chaude pisse.

Rien de nouveau dans le mois de février. L'état général est bon. Pas d'induration pulmonaire. Mais peu à peu l'enfant devint apathique et le 8 mars elle tombe dans le coma.

Elévation de la température : pouls 112. Convulsions dans la main et l'avant-bras droit. Cris pendant le sommeil. Le 9 mars, 116 pulsations. Coma profond. Convulsions du côté droit. Mort le 10 mars à 1 heure du matin.

Autopsie. — Elle fut pratiquée le 11 mars. Cadavre d'un enfant rachitique. Plus d'exophthalmie, l'orbite et le globe sont normaux. Le crâne a son épaisseur habituelle : la grande fontanelle n'est pas encore fermée. La dure-mère est tendue, ses vaisseaux peu congestionnés. Pie-mère un peu opaque, vaisseaux dilatés. A la base du crâne, sérosité abondante et floconneuse. Les nerfs optiques, l'infundibulum, les tubercules mamillaires, la lamelle perforée postérieure sont englobés dans une masse jaunâtre et épaisse. Les artères basilaire et vertébrale sont recouvertes d'un enduit fibrineux jaunâtre. La pie-mère, la protubérance et la moelle allongée présentent, dans leur épaisseur, un abondant piqueté. Les parties centrales du cerveau sont ramollies, presque en bouillie. Les deux ventricules sont très dilatés, remplis de sérosité trouble. L'épendyme est opaque.

La couche optique gauche est envahie et gonflée par une tumeur conique à pointe inférieure, énucléable, de la grosseur d'une petite pomme d'api. Elle est dure et résistante à la coupe, blanche, avec des petits foyers caséeux nombreux à la périphérie. La substance cérébrale environnante est, dans l'épaisseur d'un centimètre environ, ramollie et jaunâtre. Dans l'hémisphère gauche du cervelet, on trouve aussi une petite tumeur à peu près du volume d'une cerise au milieu du lobe antéro-postérieur, tumeur également dure, notable et avec des parties caséeuses à l'intérieur. Rien de remarquable du côté des autres organes qui sont sains ; légère tuméfaction rachitique des cartilages.

A l'examen microscopique, on constate que les deux tumeurs sont constituées par des cellules fusiformes entrelacées, munies d'un noyau allongé avec un nucléole clair. Quelques-unes de ces cellules sont si longues que l'on croit avoir sous les yeux des fibres extrêmement fines dont on ne peut pas toujours reconnaître la continuité et les connexions avec les cellules.

La substance intercellulaire paraît manquer complètement par places; dans d'autres points, elle forme des tractus fibrillaires manifestes entre les groupes de cellules. Ailleurs, on constate des cellules rondes en très grand nombre, au point qu'il faut se servir du pinceau pour expulser les cellules et apercevoir la couche intermédiaire. Celle-ci forme un réseau à mailles étroites renfermant des cellules rondes. En dehors de ces petites mailles, **on** trouve de plus larges alvéoles dans lesquels se rencontrent des cellules dites gigantesques ayant 4, 5 et quelques-uns jusqu'à 20 noyaux. Les plus grosses ont jusqu'à 0 mm. 07. Dans les parties caséeuses, on constate des cellules rondes, surtout en dégénérescence graisseuse.

Obs. XXII. — Paget. Lectures on tumours, p. 747. — Cancer ostéoïde.

Une jeune fille de 15 ans fut admise à l'hôpital Saint-Barthélemy ; elle n'était malade que depuis trois semaines et ne se plaignait que d'une grande faiblesse générale et de douleurs dans les membres. Ces phénomènes furent d'abord attribués à des irrégularités dans la menstruation ; mais la douleur étant devenue plus vive et paraissant se concentrer vers la partie inférieure des lombes et vers la hanche gauche, on examina la région et on y trouva une tumeur. Cette tumeur était dure, nullement mobile et paraissait tenir à l'aile de l'iléon gauche ; elle augmenta graduellement ainsi que la tumeur, qui s'étendit aux cavités pelvienne et abdominale. Un œdème se présenta à la jambe gauche, la tumeur s'étendit à la hanche droite, et la malade succomba dans le marasme deux mois et demi seulement après le début de la tumeur.

A l'autopsie, on trouva la cavité pelvienne complètement remplie par une masse dure et lobulée qui s'étendait jusqu'à la partie inférieure de la cavité abdominale. Cette tumeur adhérait intimement au sacrum, aux deux eschions et à l'iléon gauche, et réunissait en une seule masse tous les organes pelviens ; l'utérus, en particulier, était tellement imbibée et englobé par la matière morbide que ce ne fut qu'avec beaucoup de peine qu'on parvint à le reconnaître.

Cette masse était composée d'un tissu excessivement dur, d'un blanc de feu, présentant par place des points jaunes formés par de la substance osseuse ; ce tissu présentait, en un mot, tous les caractères d'un cancer ostéoïde. La portion de l'iléon, à laquelle adhérait la tumeur, était dégénérée et paraissait formée par un tissu analogue à celui qui composait la tumeur elle-même.

Les veines iliaques primitives et les branches si nombreuses traversaient la tumeur et contenaient une matière dure comme la masse qui les entourait. Cette matière distendait ces veines et s'étendait jusqu'à la veine cave inférieure, formant dans l'intérieur de celle-ci un cylindre ostéo-fibreux de près de cinq pouces de long et d'un quart de large qui l'obstruait et le distendait. Par son extrémité supérieure qui se terminait en point, ce cylindre touchait presque au foie.

Le lobe inférieur du poumon droit était converti en une poche remplie d'un pus verdâtre. Cette poche était traversée par des bandes d'un rouge de corail formées par les branches de l'artère pulmonaire remplies d'une matière qui ressemblait à celle qui formait la tumeur pelvienne. Le reste de ce poumon était sain, à l'exception du sommet où l'on voyait quelques tubercules gris. A la surface du poumon gauche, on voyait quelques petits abcès dans l'intérieur desquels on trouvait une masse ostéoïde semblable à celle qui composait la tumeur pelvienne. Le crâne, le cerveau, le péricard e, le cœur et tous les organes de la cavité abdominale étaient sains.

Obs. XXIII (Thèse d'agrégation, 1880, Schwartz). — Ostéo-sarcome ulcéré de l'extrémité inférieure du fémur droit. — Amputation du cuisse au tiers supérieur. — Guérison par M. A. Poncet. chirurgien en chef, désigné de l'Hôtel-Dieu de Lyon.

Blamond (Jean), cultivateur, âgé de 15 ans, est entré à l'Hôtel-Dieu (Saint-Philippe, n° 34, service de M. Poncet) le 10 mars 1880.

Cet enfant d'une bonne santé habituelle et chez lequel on ne trouve, rien au point de vue de l'hérédité, reçut dans les premiers jours de décembre 1879, il y a par conséquent trois mois, un coup de pied de vache qui l'atteignit un peu au dessus du genou droit. Le choc fut assez violent pour que le petit malade ait été repoussé à une certaine distance.

Immédiatement après ce traumatisme, il put encore marcher ; mais le lendemain le genou s'était tuméfié, il dut garder le repos et le troisième jour il resta couché. Voyant que la tuméfaction persistait toujours, ses parents le conduisirent dans un hôpital voisin ; la marche était encore possible, car ce jour là l'enfant fit à pied 3 à 4 kilomètres.

Le diagnostic porté fut celui d'arthrite traumatique du genou ; on appliqua alors des vésicatoires, puis deux pastilles de potasse. A la suite de ces applications, la peau déjà très distendue s'ulcéra sur une grande étendue et la tuméfaction, loin de diminuer, prit une marche beaucoup plus rapide. L'enfant resta dans le même hôpital pendant deux mois ; mais son état empirant chaque jour, on le conduisit à l'Hôtel-Dieu de Lyon, où il entra le 10 mars 1880.

A ce moment, on constate sur le membre inférieur droit, au dessus du genou, une tumeur volumineuse, dépassant en hauteur le tiers inférieur de la cuisse dont elle occupe surtout la face antéro-interne et s'étendant en bas sur les condyles du tibia.

La mensuration donna les résultats suivants :

Côté malade. Circonf.	0,53 c.
Côté sain. —	0,30
Diamètre antéro-postérieur côté malade. . . .	0,16
— — — côté sain.	0,09
Diamètre bilatéral côté malade.	0,17
— — côté sain.	0,09

L'ulcération dont le point de départ ont été les vesicatoires, les pastilles de potasse, a la largeur de la paume de la main.

Secrétion séro-purulente.

La tumeur, dans la plus grande partie de son étendue, est molasse, dépressible, faussement fluctuante ; elle fait corps avec l'os, dont elle paraît occuper toute l'extrémité inférieure ; au dessus d'elle, le fémur comparé au fémur sain a, par le toucher, son volume normal. Pas d'hypérostose au dessus. Système veineux superficiel au pourtour de la tumeur, très développé ; on sent les grosses veines jusqu'à la racine du membre.

Pas d'expansion; pas de souffle.

L'articulation du genou est indemne; on saisit facilement la rotule avec les doigts et on s'assure de sa mobilité.

L'interligne articulaire se trouve sans peine et le malade exécute sans douleur de petits mouvements : il peut encore poser le pied sur le sol.

A la région inguinale, dans le triangle de Scarpa, ganglions indurés formant une masse unique du volume d'un gros œuf de poule aplati. On perçoit également dans la fosse iliaque du même côté le long des vaisseaux, deux noyaux durs, ganglionnaires, du volume d'un petit œuf.

L'état général du sujet est très bon, l'appétit est conservé, pas de douleurs, aucun signe de généralisation viscérale.

Lorsque M. Poncet prit le service, le 3 avril, la tumeur avait, depuis le 10 mars, pris un accroissement notable ; elle dépassait alors la partie moyenne de la cuisse; l'enfant dont l'état général n'était plus auss satisfaisant éprouvait des douleurs spontanées et l'ulcération qui s'était agrandie fournissait une sécrétion ichoreuse abondante, parfois mêlée d'un peu de sang. La tumeur dont on constate presque chaque jour l'accroissement dépasse le volume d'une tête d'adulte.

Le 5 avril s'était produite une petite hémorrhagie qui s'arrêta d'elle-même ; mais dans la nuit du 6 avril, une nouvelle hémorrhagie en nappe survint, hémorrhagie des plus abondantes, qui faillit emporter le malade.

En présence de cette complication, de l'impossibilité d'y parer sérieusement, tenant compte d'autre part des douleurs que le patient éprouvait, M. Poncet, malgré l'état d'anémie profonde où se trouvait alors l'enfant, décida, le matin même l'amputation du membre, et pratiqua cette amputation au 1/3 superieur le 7 avril.

Le malade était exsangue, le pouls incomptable, 180 à 190 pulsations par minutes, aussi fit-on une anesthésie éthérée incomplète eu égard à l'état du sujet.

L'amputation, le pansement furent faits suivant toutes les règles de la *méthode antiseptique* (méthode de Lister). On chercha la réunion par première intention.

Les jours qui suivirent, le pansement fut fait avec les mêmes précautions, dans un atmosphère phéniquée. Chaque jour, la température ne dépasse pas 38°8. Le 15 avril, la réunion par première intention était complète et le malade fut présenté le 22 du même mois à la Société des sciences médicales où il était venu avec des béquilles.

Dès le lendemain de l'opération, l'état général de l'enfant était devenu meilleur, il mangea avec appétit, et dix jours après, la plaie était complètement cicatrisée. Il avait pris un embonpoint qui le rendait méconnaissable.

Les premiers jours qui suivirent l'amputation, les ganglions de l'aine, de la fosse iliaque diminuèrent notablement.

6 mai. L'enfant qui se lève, se plaint de douleurs, surtout le soir, dans le membre supérieur droit, et principalement dans la main.

Le 8. Mêmes douleurs ; mais en même temps paralysie incomplète, l'enfant ne peut rien prendre, rien serrer avec la main droite. Le surlendemain, mêmes phénomènes du côté opposé. Paralysie des exten seurs et fléchisseurs des doigts. Pas de troubles, de la sensibilité, quelques douleurs le soir.

En même temps paralysie complète du membre inférieur gauche qui est à demi fléchi sur le bassin, reposant sur le lit par sa face externe. Pas de troubles de la sensibilité, point de douleur, bien peu d'œdème.

Le 10. Paralysie de la vessie qui remonte au-dessus de l'ombilic ; on sonde le malade deux fois par jour. Constipation, puis diarrhée. OEdème du scrotum.

Le 20. L'ét at du malade s'est peu modifié. Il n'y a pas de signes de récidive du côté de la cicatrice.

Quant aux ganglions de l'une et de la fosse iliaque, leur volume s'est accru ; depuis quelques jours ils sont stationnaires. La généralisation semble se faire par poussées ; il a des périodes de halte, d'accalmie pendant lesquelles les accidents paraissent même diminuer.

Anatomie pathologique de là pièce. — Il s'agit d'un sarcome ossifiant ayant son point de départ dans la portion justa épiphysaire du fémur droit, là où se fait l'accroissement de l'os.

La tumeur offre des caractères variés suivants les points. Toute l'extrémité inférieure osseuse est envahie, à ce niveau l'os infiltré par le néoplasme est dur, hypérostose, atteint d'ostéite condensante qui dépasse même les limites de la tumeur, et se traduit par une augmentation d'épaisseur de la substance compacte avec diminution de calibre du canal médullaire. L'hypérostose est, si l'on peut dire concentrique interne, et non excentrique externe. Au moment de l'amputation, l'os avait été très dur à scier, quoique le trait de scie fut bien au-dessus de la tumeur.

Le cartilage d'accroissement a presque entièrement disparu ; quant à épiphyse, elle est presque complètement envahie, mais les cartilages diarthrodiaux sont absolument indemnes ; ils forment barrière ; la synoviale parle néoplasme ; mais l'articulation est libre, il n'y a pas d'arthrite de voisinage.

Quant à la masse végétante formant tumeur, elle est dans sa plus grande partie, mollasse, presque diffluente, très vascularisée, semée cà là de kystes sanguins, gros comme une petite noisette.

L'examen histologique a montré qu'il d'un *sarcome ossifiant* du côté de l'os et *encéphaloïde* en tant que masse faisant saillie, en tant que tumeur des parties molles.

Obs. XXIV. — (Schwartz, thèse d'agrégation, 1880). — Sarcome ostéide de l'humérus. — Désarticulation de l'épaule. — Récidive. — Résection d'une pertie de l'omoplate, de l'extrémité de la clavicule. Guérison se maintenant au bout de dix-huit mois (due à M. le D· Eug. Bœckel).

Louise Mathris, 14 ans, ouvrière de fabrique à Mulhouse, jeune fille robuste, d'une bonne santé habituelle, réglée depuis quatre mois, entre à l'hôpital de Strasbourg, salle 34, le 16 juillet 1878.

Depuis le mois de novembre précédent elle a commencé à ressentir des douleurs dans le haut du bras droit, sans cause connue, puis la région devient le siège d'un gonflement, d'abord lent, ensuite de plus en plus rapide.

A l'entrée de la malade, le bras droit a la forme d'un gigot. Au niveau de l'aisselle il mesure 47 centimètres de circonférence (bras gauche 23). Le néoplasme très ferme au toucher, sauf quelques bosselures fluctuantes, englobe l'humérus et s'étend jusqu'à la voûte coraco-acromiale, contre laquelle il s'arcboute dans les mouvements du bras. En bas il se termine en fuseau à 5 centimètres au-dessus du coude. La peau qui le recouvre est saine, mais parcourue par des veines dilatées. Les vaisseaux axillaires sont en partie compromis, le pouls radial est moins fort à droite qu'à gauche. Peu de ganglions. Par moments, élancements assez violents dans la tumeur qui empêchent le malade de dormir.

Le diagnostic flotte entre un enchondrome et un ostéo-sarcome, mais la désarticulation du bras est décidée.

Opération le 20 juillet. — Deux lambeaux latéraux qu'on est obligé de disséquer sur la tumeur. Pendant qu'on taille le lambeau interne, l'artère axillaire, déviée de sa position est atteinte et se retire entre le néoplasme et les côtes. On la fait comprimer avec une éponge et l'on active rapidement la désarticulation.

Le couteau a de la peine à passer entre la tumeur et l'acromion.

Les vaisseaux sont liés au catgut. On excise encore des parties molles suspectes, entre autres une veine de la grosseur d'une plume à écrire et remplie d'une masse blanche, néoplasique.

Suture partielle des lambeaux. Pansement antiseptique. Compression avec une grosse éponge.

Examen de la tumeur par le professeur Rechlinghausen. — Tumeur presque sphérique de la partie supérieure de l'humérus, d'un diamètre de 120 mill. Sur un point de la tête humérale recouverte de son cartilage légèrement corrodé émerge un peu de la masse morbide. Partout ailleurs elle est enveloppée par le deltoïde et le triceps amincis et adhérents. En différentes places, les lobes de la tumeur ont perforé les muscles.

Sur la coupe on rencontre à la partie antérieure et inférieure de grandes loges communiquant largement et irrégulièrement ensemble et remplies par du liquide sanguinolent. Les cloisons sont jaunâtres, en voie de dégénérescence graisseuse sans épithélium.

Dans le reste de la tumeur, il n'y a que de petits kystes périphériques; mais le centre de la masse est constitué essentiellement par un tissu osseux très dur, dans lequel on ne peut plus même reconnaître l'humérus. A la place de cet os, on trouve un tissu osseux sclérotique, sans indice de cavité médullaire. Seule, la calotte humérale se distingue encore par des restes de cartilage.

Les parties périphériques de la tumeur qui se laissent encore couper au couteau sont constituées par des cellules souvent très grandes, renfermant des noyaux volumineux et des malléoles brillantes.

La forme des cellules est en général celle de fuseaux plats et aussi de corpuscules étoilés d'un tissu connectif. La substance intercellulaire est fibrillaire et l'on y rencontre partout un réseau de trabécules d'un tissu ostéoïde brillant. Là, où ces trabécules sont plus épaisses, c'est de l'ossification véritable.

En quelques points la substance intercellulaire est homogène et très abondante et a le caractère du tissu myxomateux. Les masses blanches renfermées dans la veine indiquée ont la même structure que les parties jaunes de la tumeur.

Suites de l'opération. — Le 25 août, la cicatrisation est complète sauf une petite fistule centrale où est un bourgeon.

Le 23 octobre. Depuis quelque temps, le bourgeon augmente plus rapidement et a une couleur grisâtre, on excise la cicatrice et on évide la plaie avec la cuiller tranchante pour la cautériser ensuite avec le chlorure de zinc.

Deuxième opération, le 14 novembre. — Malgré cela, la récidive est évidente et confirmée par l'examen microscopique des bourgeons; on entreprend une nouvelle opération.

A cet effet, la masse inodulaire sous-jacente est circonscrite par deux incisions elliptiques qui vont jusqu'au col de l'omoplate. Celui-ci est divisé à la scie. Puis on enlève encore une portion du bord axillaire de l'omoplate, 2 cent. de l'acromion, et autant de la clavicule, parce que ces deux os paraissent moins résistants qu'à l'état normal. Enfin le paquet vasculaire et nerveux présente également une induration d'autant plus suspecte qu'on se rappelle la veine remplie de tissu néoplasique. On la coupe à 4 centimètres plus haut et on extirpe toute la partie indurée. Outre l'artère axillaire, il faut lier encore 12 à 15 branches musculaires. Puis on touche les surfaces de section des os avec le fer rouge, on réunit partiellement les lambeaux et l'on applique un pansement antiseptique.

L'enfant a perdu passablement de sang et le pouls est presque imperceptible après l'opération, de sorte qu'on lui fait plusieurs injections sous-cutanées d'éther.

Cependant elle se relève rapidement les jours suivants, la plaie suppure très abondamment, mais vers la fin du mois, elle commence déjà à se rétrécir. En décembre, plusieurs esquilles osseuses se détachent des points cautérisés.

Le 15 janvier, la cicatrisation est achevée et la malade quitte l'hôpital.

En mai 1880, je demande de ses nouvelles au D^r Kœklin, de Mulhouse, qui me l'avait adressée. Il me répond qu'elle jouit d'une excellente santé sans trace de récidive elle est employée à la fabrique pour faire les courses.

OBS. XXV. — Ostéo-sarcome de la cavité orbitaire. Zett. (Journal d'Hygiène).

L'observation porte sur un petit garçon de 6 ans chez lequel se développa un ostéo-sarcome de la cavité orbitaire du côté droit avec métastases multiples. A l'autopsie on constata que la tumeur, partie de l'orbite droit, s'étendait en avant de la colonne vertébrale, sous forme d'une infiltration due au tissu conjonctif rétro-pharyngien, jusque dans le médiastin. De là, elle gagnait les gros vaisseaux et les bronches sous forme de stries fibreuses dans lesquelles l'examen microscopique fit reconnaître la présence d'une infiltration sarcomateuse. Les ganglions lymphatiques du médiastin et du mésentère étaient également infiltrés et avaient contracté des adhérences avec les tissus avoisinants. La compression exercée par les glanglions médiastinaux hypertrophiés avait donné lieu à différents troubles respiratoires, entre autres au phénomène de Cheyne-Stokess.

Obs. XXVI. — Soc. anat. (avril 1846). — Cas d'encéphaloïde avec kyste chez un fœtus à terme.

M. Pignè présente une tumeur remarquable du périnée sur un enfant à terme, à peu de jours près. L'enfant a crié un instant, puis est mort.

Des tubérosités ischiatiques naît une tumeur énorme du volume d'une tête d'adulte. Les parois un peu résistantes sont membraneuses et permettent d'apprécier la présence d'un liquide puriforme. Au dessus de la tumeur on ne trouve rien qui représente la sacrum. La région lombaire est bien constituée. Entre elle et la région sacrée une petite tumeur grosse comme une noix. A l'extérieur le rectum parait manquer. Tout autour de la tumeur et dans l'ovaire du tissu cancéreux encéphaloïde.

Obs. XXVII. — Cancer du foie (Maladies des enfants. Ch. West).

Un seul cas a été observé par West. Dans ce cas l'affection présentait des indices vagues d'une maladie abdominale dans laquelle rien n'indiquait qu'il s'agit plutôt d'un organe que d'un autre ; et la tumeur, qui avait émigré de dessous la face inférieure du lobe droit du foie, était considérée comme un développement morbide des glanglions. C'était un petit garçon de 8 mois.

Les premiers troubles furent diarrhée, tristesse, amaigrissement, ina, pétence ; à 9 mois sa mère remarqua des masses solides dans l'abdomen dur et douloureux.

L'enfant vécut jusqu'à un an. Les six dernières semaines diarrhée très abondante. Maigreur extrême, peau jaunâtre. Pas d'hémorrhagie intestinale, rien dans les urines, toux, respiration sifflante. C'était un cancer médullaire.

CONCLUSIONS.

1° Rien n'est spécial à l'enfance, et pour preuve, nous avons montré des maladies de l'adulte et du vieillard, observées dans le premier âge de la vie.

2° Les maladies malignes se caractérisent par l'hypergénèse et l'altération de quelques éléments anatomiques normaux, et cliniquement par des tumeurs qui tendent à ulcérer, quand elles sont superficielles, à envahir, à détruire les parties voisines, à se reproduire, quand elles sont enlevées sur place ou à distance, enfin, à produire des tumeurs semblables dans les différents points de l'économie.

3° Le sarcome est la principale tumeur de l'enfance, et dans le genre sarcome, l'encéphaloïde se montre le plus souvent. La raison en est que le sarcome est la tumeur qui se rapproche le plus de l'état embryonnaire. Vient ensuite le myxome, etc.

4° L'organe le plus souvent atteint est le rein, viennent ensuite les os, les testicules, etc. (Nous avons laissé de côté, les cancers de l'œil.)

5° L'âge moyen est de 4 à 5 ans. L'hérédité peut être admise. La durée moyenne est de neuf mois, elle varie du reste avec les organes et les tumeurs. La terminaison, sauf pour les tumeurs externes, est toujours la même, la mort.

6° Le traitement, sauf le traitement chirurgical, est nul.

INDEX BIBLIOGRAPHIQUE.

CORNIL et RANVIER. — Recueil d'histologie pathologique.

Ch. WEST. — Leçons sur les maladies des enfants.

SCHWARTZ. — Thése d'agrégation, 1880.

REY. — Thèse de doctorat, 1869.

PAGET. — Lectures on tumours (London, 1873).

FOLLIN. — Pathologie externe.

MORICOURT. — Thèse de Paris, 1864.

CHAILLOU. — Thèse de Paris, 1869.

LAPORTE. — Thèle de Paris, 1864.

BROCA. — Anatomie pathologique du cancer (Mém. de l'Acad. de méd., 1852).

DUZAN. — Thèse de 1876.

LEBERT. — Anatomie pathologique générale et spéciale.

ASTLEY COOPER. — OEuvres chirurgicales, p. 473.

BRIÈRE. — Thèse de 1874.

LAFARGUE. — Thèse de 1873.

VIRCHOW. — Traité des tumeurs.

Société médicale des hôpitaux.

Société anatomique.

Revue des sciences médicales à l'étranger.

A. PARENT, imprimeur de la Faculté de Médecine, rue M.-le-Prince, 31.

www.ingramcontent.com/pod-product-compliance
Ingram Content Group UK Ltd.
Pitfield, Milton Keynes, MK11 3LW, UK
UKHW020039100726
13658UKWH00003B/1418